Stephanie Fischer
ISS KLUG!

AF210482

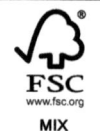

FSC
www.fsc.org

MIX

Papier aus ver-
antwortungsvollen
Quellen

Paper from
responsible sources

FSC® C105338

ISS KLUG!

... und mach's doch mal wie die Tiere

Stephanie Fischer

Impressum

Bibliografische Information der Deutschen Nationalbibliothek: Die Deutsche Nationalbibliothek verzeichnet diese Publikation in der Deutschen Nationalbibliografie; detaillierte bibliografische Daten sind im Internet über http://dnb.dnb.de abrufbar.

Die automatisierte Analyse des Werkes, um daraus Informationen insbesondere über Muster, Trends und Korrelationen gemäß §44b UrhG („Text und Data Mining") zu gewinnen, ist untersagt.

© 2024 Stephanie Fischer

Korrektorat: BoD

Verlag: BoD · Books on Demand GmbH, In de Tarpen 42, 22848 Norderstedt

Druck: Libri Plureos GmbH, Friedensallee 273, 22763 Hamburg

ISBN: 978-3-7597-6923-7

Inhaltsverzeichnis

Prolog

Machen Sie sich auf etwas gefasst.

Sie werden sich vielleicht wiedererkennen.

Sie werden grübeln.

Sie werden neu denken.

Sie werden etwas ändern. Bitte!

Sie werden sich als Masterplan begreifen.

Vielleicht braucht es ein wenig Arbeit, aber es lohnt sich!

UND ES WÄRE GRANDIOS!

Mehr dazu am Ende des Buchs ...

In diesem Buch beschreibe ich meine Passion: meine Liebe zu einem gesunden Lebensstil, zu einem besseren Leben. Damit möchte ich dem einen oder anderen in einfacher Weise erklären, warum es sich lohnt, sich über seine eigene Lebensweise Gedanken zu machen und eventuell etwas zu ändern.

Ich beschreibe Fallbeispiele von drei Menschen, die mit ihren verschiedenen, chronischen Krankheiten meine Hilfe und Unterstützung gesucht haben. Anhand dieser Beispiele ist zu sehen, wie viel man zum Thema Gesundheit unternehmen kann und wie wenig mitunter nötig ist, um sich Gutes zu tun.

Ich verstehe es nicht.

Ich verstehe die vielen Krankentage der Menschen nicht beziehungsweise ich verstehe die Menschen nicht.

Es ist wirklich erstaunlich, wie begabt Menschen darin sind, eigene Fehler auszublenden, sie als gegeben hinzunehmen oder gar anzunehmen.

Es gibt in Deutschland immer mehr Krankentage, von Jahr zu Jahr steigt die Zahl (2022 waren es 15 Krankentage pro Arbeitnehmer/Jahr – zehn Jahre zuvor waren es laut Statistischem Bundesamt knapp 9/Jahr), und ich verstehe nicht, warum sie nicht abnimmt, obschon die Medien übervoll sind von Gesundheitstipps, -profis und -ratschlägen.

Es sollte hinlänglich bekannt sein, welche Krankheiten – und es sind nicht wenige – mit veränderter Ernährung beziehungsweise Lebensweise gut behandelbar und regulierbar sind. Und doch scheint es so, als würden die Menschen lieber Medikamente nehmen, statt sich einfach gesünder zu ernähren und sich öfter zu bewegen.

Übergewicht ist die Mutter vieler Krankheiten. Bereits jedes fünfte Kind zwischen elf und 13 Jahren ist nicht normalgewichtig. Dabei wächst die Sorge, dass ein frühes Übergewicht dazu führen kann, dass Folgeerkrankungen auftreten, schwieriger zu behandeln sind und schwerer wieder verschwinden, was letztlich die Lebenserwartung verkürzt. Es lässt sich erahnen, dass die heutige Jugend möglicherweise nicht das gleiche Alter erreichen wird wie ihre Eltern.
Und Übergewicht ist teuer! Übergewicht und Fettleibigkeit lassen die Kosten des Gesundheitssystems in die Höhe schnellen, weil sie das Risiko für eine Vielzahl von Gesundheitsproblemen, wie Herzkrankheiten, Diabetes, Schlaganfall, Depressionen, Organschäden, Gelenk- und Muskelprobleme, bestimmte Krebsarten und andere chronische Erkrankungen erhöhen. Außerdem erfordert die Behandlung dieser Erkrankungen oft langfristige medizinische Betreuung, Medikamente und manchmal sogar chirurgische Eingriffe.

Würde man nicht das fertig panierte Schnitzel zu den (gesundheitlich) notwendigen Dingen, wie Gemüse, Obst und Vollkornprodukte, kaufen, und ließe man Chips, Schokolade, Kekse, übersüßte Getränke, Bonbons und Fertigpizza weg, sähe auch die Haushaltskasse besser aus.

Präventive Maßnahmen zur Bekämpfung von Übergewicht und Fettleibigkeit könnten deshalb langfristig dazu beitragen, die privaten und allgemeinen Gesundheitskosten zu senken und die Effizienz des Gesundheitssystems zu verbessern.

Darüber hinaus können übergewichtige Personen häufiger arbeitsunfähig oder in ihrer Arbeitsfähigkeit eingeschränkt sein, was sich negativ auf die Wirtschaft und das Gesundheitssystem auswirkt.

Zudem bedeutet weniger Übergewicht mehr Lebensqualität und mehr Lebensjahre. Es gibt also wahrlich genug Gründe, um dem Übergewicht den Kampf anzusagen oder es erst gar nicht entstehen zu lassen.

Ich sage wirklich nicht, dass absolut alles mit einem gesunden Lebensstil verbesserbar ist, denn natürlich gibt es auch Krankheiten, die mit Ernährung wenig zu tun haben, angeborene Erkrankungen gehören zum Beispiel dazu, aber es gibt viele Krankheiten, die durch Fehlernährung hervorgerufen werden, und wenn ich zum Beispiel an meine damaligen Kollegen denke, waren die meisten Fehltage zumeist darauf zurückzuführen.

Viele hatten ständig Migräne, auch nicht gerade wenige Gelenk- oder Knochenschmerzen, andere hatten sehr oft mit Magen oder Darm zu tun.

Wenn man einmal schaut, wie viele Erkrankungen es gibt, die durch Ernährung zu verbessern oder gar zu heilen sind, fällt man schier um: Mehr als 15 Krankheiten kann man durch eine Ernährungs- bzw. Lebensstilumstellung gut behandeln, man kann Symptome lindern beziehungsweise medizinische Maßnahmen damit sehr gut unterstützen, darunter fallen zum Beispiel:

- Diabetes
- Fettleber
- Gicht
- Herz-Kreislauf-Krankheiten

- Migräne
- Osteoporose

Diese Krankheiten machen viele Millionen Kranke in Deutschland aus, von denen die meisten lieber Medikamente schlucken, als etwas aktiv mit Ernährung und Bewegung gegen ihr Dilemma zu tun.

Sieht man sich die bekanntesten ernährungsassoziierten Krankheiten einmal an:

• starkes Übergewicht beziehungsweise Adipositas (zwei Drittel der Männer und circa die Hälfte der Frauen sind in Deutschland betroffen, siehe Adipositas Gesellschaft)

• erhöhtes Cholesterin (über 50 % Betroffene in Deutschland, laut Statista)

• diverse Herz- und Gefäßkrankheiten inklusive Bluthochdruck (ca. 30 Mio. Betroffene, laut Deutsche Bluthochdruckliga)

• Typ-2-Diabetes (ca. 9 Mio. Betroffene in Deutschland, laut Deutsche Diabetes-Hilfe),

stellt sich die Frage, warum die Menschen den Leidensweg wählen und nichts dagegen tun, außer Medikamente einzunehmen.

Es sei angemerkt, dass ich gelesen habe, dass 20 % der Krankheiten vererbt werden, 30 % der Umwelt zuzuschreiben sind und 50 % in der eigenen Hand liegen – demzufolge ist also immer noch mindestens die Hälfte der Krankheiten stark reduzierbar. Obwohl Gene unterschiedliche Ausgangsbedingungen schaffen, beeinflusst letztlich unser Verhalten deren Aktivierung. Ein einfaches Beispiel: Bestimmte Gene, die für den Muskelaufbau verantwortlich sind, werden erst durch regelmäßiges Training aktiviert. Ohne diese Aktivität blieben die Gene inaktiv oder wären weniger wirksam. Dies bedeutet, dass, obwohl wir bestimmte genetische Voraussetzungen haben, unser Verhalten einen großen Einfluss darauf hat, welche dieser genetischen Möglichkeiten tatsächlich „genutzt" werden: Die

Gene bieten das Potenzial, aber unser Verhalten bestimmt, in welchem Ausmaß dieses Potenzial ausgeschöpft wird.

Der zivilisierte Mensch sollte sich ein Beispiel an Tieren nehmen:

Sie ernähren sich instinktiv und fressen die für ihre Gesundheit optimalen Nahrungsmittel, halten sich bei der Art der Ernährung an die Bedürfnisse ihres Körpers. Das ist zumeist eine Ernährung, die ihnen die notwendigen Nährstoffe liefert, damit sie gesund bleiben.

Viele Tiere ernähren sich sogar ausschließlich von Rohkost, nehmen also viele Vitamine und Mineralstoffe zu sich. Pferde, Giraffen, Elefanten und Kaninchen sind Pflanzenfresser. Nicht, dass ich für bedingungslosen Veganismus wäre, aber ein größerer Fokus auf Gemüse wäre ein toller Schritt in eine gesündere Richtung.

Der Mensch dagegen isst da doch lieber verarbeitete Lebensmittel, ohne frische oder natürliche Zutaten, dafür aber mit vielen Zusatzstoffen, wie Farb- und Konservierungsstoffe, Emulgatoren und Geschmacksverstärkern (Fertiggerichte, Erfrischungsgetränke, Industriegebäck), die nährstoffarm und potenziell schädlich sind.

Laut einem Artikel im Handelsblatt essen 70 % der Deutschen regelmäßig hochverarbeitete Lebensmittel, fast 40 % sogar täglich.

Gut, dass Tiere keine Werbung konsumieren; wobei Werbung nicht per se schlecht ist, sie ist Fluch und Segen zugleich.

Der Segen liegt darin, Produkte kennenzulernen, die man für sein Leben als sinnvoll erachtet, und man kann während einer Werbeunterbrechung noch mal eben zur Toilette gehen ...

Der Fluch ist vielfältig. Vieles, wie Alkohol, zuckerhaltige Lebensmittel und all der andere „Müll", der uns gesundheitlich schadet, dürfte nicht beworben werden, denn Werbung hat einen signifikanten Einfluss auf den Konsum dieser Produkte, insbesondere dann, wenn sie positive Assoziationen zu Alkohol herstellt, wie Geselligkeit, Erfolg, Spaß. Nicht selten entwickeln

Konsumenten durch Werbung für suchterzeugende Produkte, wie Fast Food, Alkohol oder zuckerhaltige Lebensmittel, ungesunde Gewohnheiten, die auf diese Produkte ausgerichtet sind und natürlich den Umsatz erhöhen.

GEWOHNHEITEN

Menschen lieben Gewohnheiten. Sie trinken jeden Morgen ihren Kaffee oder Tee, gehen meist exakt zur gleichen Uhrzeit aus dem Haus, betanken ihr Auto am liebsten immer an derselben Tankstelle, kaufen im selben Supermarkt die immer gleichen Produkte oder Marken, nutzen immer das gleiche Shampoo und haben seit Jahren keinen Tatort mehr verpasst.

Zwar kann man Gewohnheiten sehr bewusst ins Leben implementieren, aber sie schleichen sich oft eher unbemerkt ein.

Wie viele von uns haben schon einmal versucht, bewusst auf das ständige Smartphonegaffen zu verzichten? Wahrscheinlich genauso viele wie jene, die behaupten, morgen früh ganz bestimmt mit dem Joggen anzufangen.

Die Realität sieht anders aus: Das Smartphone bleibt ein ständiger Begleiter, und die einzige Runde, die gedreht wird, ist die im Bürostuhl.

Aber es sind nicht nur die alltäglichen kleinen Gewohnheiten, die uns fesseln. Manche Menschen entwickeln regelrechte Obsessionen. Da gibt es den Sammler von Schüttelschneekugeln, bei dem der Winter nie zu Ende zu gehen scheint. Oder denjenigen, der jeden Morgen zwei Espresso aus seiner Lieblingstasse trinken muss, damit der Tag gut wird.

Gewohnheiten sind so tief in unserem Leben verankert, dass wir oft vergessen, wie sie uns formen. Wir sind die Summe unserer Handlungen, Gewohnheiten sind der Kleister, der unseren Alltag zusammenhält – auch wenn dieser Kleber manchmal nach Kaffee riecht.

Obschon Gewohnheiten oftmals einen schlechten Ruf genießen, sind sie für uns sehr nützlich, denn besonders in unsicheren und schweren Zeiten ist es gut, sich auf Gewohntes und Altbewährtes verlassen zu können.

Zudem entlasten wir mit gewohnten Tätigkeiten unser Gehirn, indem wir es so vom Denken und Entscheiden verschonen, denn haben wir einmal das Vorhaben implementiert, drei Mal die Woche Sport zu machen, stellt sich nicht mehr die Frage, ob wir drei Mal Sport machen oder nicht, die

Entscheidung wird uns dank des Rituals beziehungsweise der Gewohnheit abgenommen.

Dabei sollte man aber auch immer offen für Neues, für Transformation und Neuerungen sein, die in unseren Alltag grätschen. Ein gesundes Mittelmaß zwischen Gewohnheit und Neuerung ist das beste Maß.

Gewohnheiten müssen nicht im Sinne von „Raus aus der Komfortzone" als schlechter Habitus abgestempelt werden, sondern sollten eher dazu genutzt werden, unpopuläre, ungewohnte Verhaltensweisen, die langfristig das Leben verbessern und sogar verlängern können, in eine gewohnte, alltägliche Verhaltensweise umzugestalten.

Als ich mich zum Thema Gewohnheiten und Routinen in meinem Freundes- und Bekanntenkreis umgehört habe, konnte ich die folgenden als die beliebtesten ausmachen:

Die Morgenroutine: Viele Menschen finden eine gut strukturierte Morgenroutine wichtig. Dazu können zum Beispiel frühes Aufstehen, der anschließende Kaffee, Meditation, Sport oder das Lesen der Tageszeitung gehören.

Das „Digital Detox": Angesichts der zunehmenden Nutzung von Technologie bemühen sich (wenigstens) viele Menschen, bewusste digitale Pausen einzulegen und Tage der digitalen Entgiftung zu planen, mit dem Ziel, mehr Entspannung zu erleben.

Der Mittagsschlaf: Kurze Nickerchen während des Tags sind nicht immer durchführbar, aber sehr beliebt.

Achtsamkeit/Meditation: Immer mehr Menschen praktizieren Achtsamkeitsübungen und Meditation, um Stress zu reduzieren und das emotionale Wohlbefinden zu fördern.

Lesen: Das Lesen von Büchern ist und bleibt wohl eine beliebte Gewohnheit für Ablenkung und Entspannung.

Grüne Gewohnheiten: Eine stetig wachsende Anzahl von Menschen setzt auf nachhaltige Lebensgewohnheiten, wie die Nutzung erneuerbarer Energiequellen und den vermehrten Gebrauch von Recyclingmaterialien.

<u>FAZIT:</u>

Gewohnheiten prägen unser Leben, indem sie Stabilität und Sicherheit bieten, und erleichtern den Alltag, indem sie Entscheidungen abnehmen und das Gehirn entlasten. Es ist dabei immer wichtig, offen für Neues zu bleiben und ein ausgewogenes Verhältnis zwischen Routine und Neuem beziehungsweise einer Veränderung zu finden.
Mit Gewohnheiten lassen sich positive Verhaltensweisen gesundheitlich gewinnbringend etablieren. Beliebte Gewohnheiten können Morgenroutinen, digitale Entgiftung, Mittagsschlaf, Achtsamkeit, Lesen und Nachhaltigkeit sein.

Gewohnheiten formen unser tägliches Leben und können gut und gezielt zur Verbesserung unseres Lebensstils eingesetzt werden.

Eine auf wenige Vokabeln heruntergebrochene, recht simple Formel ergibt die Gewohnheit:

Reiz – Belohnung – Wiederholung.

Reiz

Zuerst ist der Reiz da, der eine Erwartung in uns auslöst (wenn auch meist unbewusst) und uns in ein ganz besonderes Gefühl versetzt. Wir kennen das, wenn wir frisch gebrühten Kaffee oder eine dem Toaster frisch entsprungene Brotscheibe riechen.

Neben diesem Duftreiz gibt es noch andere Arten von auslösenden Reizen, wie die Umgebung, Menschen oder bestimmte Zeitpunkte, ein Weckerklingeln zum Beispiel.

Reiz: Das Klingeln des Weckers offenbart auf grausame Weise das Ende der Schlafenszeit.

Belohnung: Der Genuss des Kaffees nach dem Aufstehen schenkt ein wohliges Gefühl und hilft, wach in den Tag zu starten.

Wiederholung: Durch die tägliche Wiederholung dieser Abfolge entsteht die Gewohnheit des morgendlichen Kaffeetrinkens.

Auch kann die Umgebung der Auslöser für unsere Gewohnheiten sein. Wenn ich Podcasts höre, dann nur im Auto oder in der Bahn: Ich kann mir nur schwer vorstellen, einen Podcast im Bett oder beim Sport zu hören. Viele Freunde und Bekannte von mir lesen nur im Urlaub Bücher.

Daran kann man sehen, dass Umgebungsfaktoren bestimmen, ob wir etwas tun oder nicht; der Kontext von bestimmten Dingen, die uns umgeben, wird zum auslösenden Reiz für unser Verhalten.

Dass uns dieser Kontext viel mehr beeinflusst, auch was die Motivation angeht, als unsere Einstellung, ist wissenschaftlich mehrfach bewiesen.

Die Motivation zu gesundem Essen im Bürogebäude ist ebenfalls stark abhängig vom Kontext, so essen Mitarbeiter doch viel eher gesunde Mahlzeiten, wenn sie angeboten werden, als wenn man ihnen nur jeden Tag sagt: Esst gesünder!

Motivation entsteht nicht nur intrinsisch, sondern viel häufiger aus einer günstigen und geeigneten Umgebung: Die Verhältnisse bestimmen, wie wir uns verhalten.

Wenn man unliebsame Gewohnheiten angehen will, ist man also gut beraten, zu schauen, in welchem Kontext sie aufkommen. Wenn man das herausfindet, kann man gut justieren und eliminieren.

Kleine Tricks können dabei große Hilfe leisten: Wenn bislang der Kontext eines Films im Fernsehen war, eine große Tüte Chips dazu zu essen, könnte man für eine gewünschte Änderung vor dem Film die Zähne putzen. Meist wird dadurch der Appetit besiegt, und der neue Kontext des Zähneputzens signalisiert dem Gehirn: Der Tag ist zu Ende, die nächste Station (nach dem Fernsehen) ist das Bett und nicht die Tüte Chips.

Belohnung

Belohnungen können für den einen oder anderen sehr wichtig für neues Verhalten sein, denn das Gehirn erkennt: Die neue Gewohnheit ist ja gar nicht schlecht! In diesen Fällen sollten die Belohnungen allerdings schnell erfolgen, damit Motivation aufkommen kann.

Eine kleine Sporteinheit mit (gesunden) Knabbereien unmittelbar danach belohnen, wenn allein das gute Gefühl, sich bewegt zu haben, als Belohnung nicht ausreichend ist. Es geht nicht um den Verzicht, sondern um eine psychische Maßnahme, die das Bewegungsverhalten langfristig fördern soll.

Meist sind Belohnungen nur anfänglich nötig, denn das Ergebnis der Verfestigung der neuen Gewohnheit in den Alltag ist dann Belohnung genug.

Wer abnimmt, fühlt sich im eigenen Körper wohler, wer Sport treibt, merkt, dass er weniger schnell außer Atem kommt, fitter wird und weniger Infekte bekommt ... Mit diesen guten Gefühlen fällt es umso leichter, das gesundheitsbewusste Verhalten aufrecht zu halten.

Wiederholung

Konsequenz und Wiederholungen sind gerade zu Beginn das A und O.

Die sogenannten Cheat Days (dazu gibt es ein separates Kapitel), also Tage, bei denen man zum Beispiel während einer Diät zu einem bestimmten Zeitpunkt alles essen darf, was man möchte, können der Killer einer Ernährungsumstellung sein, weil das Gehirn dann an die gute alte Zeit erinnert wird, als noch alles erlaubt war.

Das heißt also: Wenn man sich ohne viel Zeitverlust auf schnellem Wege bewusster, besser und gesünder ernähren möchte, dann am besten ohne Ausnahmen, es sei denn, man ist ein Anhänger von kleinen Belohnungen, dann sollte aber auf gesunde Varianten geachtet werden.

Idealerweise macht man sich seine gesetzten Ziele immer wieder bewusst und erinnert sich immer wieder daran. So, als wäre man ein Betrachter von außen, der bei einem Verstoß eingreifen und korrigieren würde.

Selbstbeobachtung ist ein guter Helfer und wirkt manchmal Wunder! Aus ihr entsteht zumeist eine Selbstverpflichtung, und die ist mitunter wie eine harte Bandage.

Um die eigenen Ziele im Blick zu behalten, ist man ebenfalls gut beraten, nach Unterstützung zu suchen, indem man zum Beispiel dem Partner, einem guten Freund oder einigen, mit denen man täglich zu tun hat, von seinem Vorhaben der Verhaltensänderung erzählt.

Diese Menschen erinnern, mahnen, loben, und dieses Feedback hilft, motiviert und verpflichtet.

Wer sich allerdings bislang gesträubt hat, neue Gewohnheiten beziehungsweise Rituale in sein Leben zu lassen, weil es anstrengend, ungewohnt, langweilig oder unkomfortabel erschien, jetzt aber durchaus offen dafür ist, kann sich einiger Tricks bedienen, die Neurowissenschaftler für hilfreich halten, weil sie das Gehirn überlisten.

GEWOHNHEITEN SCHAFFEN UND GEWOHNHEITSBILDUNG

Gewohnheiten sind wichtig.

Sie sind wie Wurzeln, die uns im Boden halten, die uns Halt und Beständigkeit geben.

Manche Menschen finden, dass sich ihr Mindset ändert, nachdem sie eine Gewohnheit etabliert haben. Zum Beispiel kann sich die Sichtweise auf mehr Bewegung ändern, nachdem erst einmal mit dem Sport angefangen wurde.

Andere stellen fest, dass sie zuerst ihr Denken ändern müssen, bevor sie eine neue Gewohnheit erfolgreich etablieren können. Sie könnten erkennen, dass sie bestimmte Denkmuster überwinden müssen, die sie bisher daran gehindert haben, eine (positive) Veränderung vorzunehmen.

Es ist bedeutend leichter, eine neue Gewohnheit hinzuzugewinnen als eine alte aus dem Leben zu streichen oder abzubauen, und darin liegt wohl der Schlüssel für gesundheitsbewusstes Verhalten: Wir können eine unliebsame Verhaltensweise nicht einfach löschen, aber durch eine förderliche Verhaltensweise ersetzen.

Es stellt sich die Frage nach dem „Wie?".

Zur Beantwortung gibt es mehrere Möglichkeiten:

1. Motivation und Gewohnheitsbildung: Positive Anreize und Belohnungen für die Umsetzung von Zielen oder die Etablierung neuer Gewohnheiten können sehr hilfreich sein. Auf diese Weise kann sogar die intrinsische Motivation gefördert werden. Wenn ein konkretes Ziel beispielsweise heißt, jeden Tag eine Portion Gemüse mehr zu essen, könnten positive Anreize und Belohnungen ein schönes Buch oder ein entspannter Wellnesstag sein.

2. Optische Täuschungen: Durch visuelle Illusionen kann das Gehirn gut überlistet oder getäuscht und zu irreführenden Wahrnehmungen geleitet

werden. Ein gutes Beispiel dafür ist das freundliche Anlächeln des eigenen Spiegelbilds (mache ich jeden Morgen):

Dazu gehören verschiedene psychologische und emotionale Aspekte:

> Das Anlächeln des eigenen Spiegelbilds kann eine positive Verstärkung auslösen, denn das Gehirn reagiert auf Lächeln oft mit der Freisetzung von Glückshormonen (Endorphinen). Die Folge ist ein verbesserter emotionaler Zustand, der wiederum die Motivation erhöht, positive Verhaltensweisen oder Gewohnheiten zu etablieren.

> Das nette Lächeln vor dem Spiegel kann das Selbstvertrauen und die Überzeugung stärken, dass man in der Lage ist, neue Gewohnheiten erfolgreich zu implementieren. Es signalisiert dem Gehirn die Kontrolle über seine Emotionen, was das Gefühl der Selbstwirksamkeit verstärkt.

> Ein Lächeln im Spiegel kann auch das Selbstbewusstsein stärken: Durch die positive Reaktion auf das eigene Erscheinungsbild kann sich das Selbstbewusstsein verbessern.

> Wenn man eine neue Gewohnheit mit dem Anlächeln des eigenen Spiegelbilds verknüpft, wird das Neue oftmals als etwas Angenehmes wahrgenommen – und nicht als unbequem, anstrengend oder schwierig.

> Stressabbau: Lächeln wird mit Entspannung in Verbindung gebracht. Wenn man sich selbst anlächelt, können Stresshormone reduziert werden, und das macht alles wesentlich leichter.

3. Selbsttäuschung: Sich selbst zu täuschen, kann den Effekt haben, die eigene Wahrnehmung oder Einstellung zu einer Situation zu beeinflussen, beispielsweise durch positive Selbstgespräche oder einen Perspektivenwechsel.

> Durch Selbstgespräche kann man sich selbst gut täuschen, wenn man dabei seine Gedanken in eine konstruktive Richtung lenkt. Dadurch kann die Wahrnehmung der Situation positiv verändert

werden, man fühlt sich sicherer und optimistischer, was Einstellung und Leistung positiv verbessert.

> Perspektivenwechsel: Wenn man beispielsweise frustriert darüber ist, dass man in der Vergangenheit nicht schnell genug abgenommen hat, betrachtet man mit dem Perspektivenwechsel nicht das Negative, sondern fokussiert sich auf das Positive und auf das bisher Erreichte. Man erkennt an, was bereits erreicht wurde, auch wenn es nicht das ursprüngliche Ziel ist – die kleinen Erfolge sind bereits ein wichtiger Schritt in die richtige Richtung.

Falls der ernste Versuch einer „Verroutinierung" einmal nicht umgesetzt wurde, sollte man nicht zu streng mit sich selbst sein. Jeder neue Tag bietet die Möglichkeit, neu durchzustarten. Allerdings ist es ebenso wichtig, nicht zu nachsichtig mit sich selbst zu sein. Es ist ratsam, die neuen Gewohnheiten zeitnah wieder aufzugreifen, um daraus eine Routine zu entwickeln.

Die Zeit sollte man dabei zu seinem Verbündeten machen.

Die sogenannte „21-Tage-Regel" besagt, dass es etwa 21 Tage dauert, um eine neue Gewohnheit zu entwickeln. Diese Regel geht auf den plastischen Chirurgen Maxwell Maltz zurück, der beobachtete, dass seine Patienten etwa drei Wochen benötigten, um sich an Veränderungen ihres Aussehens zu gewöhnen.

Die 21-Tage-Regel ist nicht allgemeingültig, die Zeit, die für die Entwicklung einer Routine benötigt wird, ist sehr individuell. Einige Studien besagen, dass es im Durchschnitt eher etwa 66 Tage dauert. Aber wie lange auch immer es dauern möge: das „Verroutinieren" ist möglich und kann sich lohnen!

<u>FAZIT</u>:

Gewohnheiten basieren auf dem Kreislauf von Reiz, Belohnung und Wiederholung. Ein auslösender Reiz motiviert zu einer Handlung, die durch eine Belohnung verstärkt wird, wodurch sich die Handlung mit der Zeit automatisiert.

Die Umgebung spielt dabei eine zentrale Rolle, denn sie ist ein oder der Reizauslöser und lenkt unser Verhalten.

Belohnungen fördern anfänglich neue Verhaltensweisen, bis die Verhaltensweisen selbst zur Belohnung werden. Konsequent wiederholte Handlungen führen zu nachhaltigen Gewohnheiten.

Selbstbeobachtung und soziale Rückendeckung durch Freunde und Familie unterstützen enorm und sind mitunter entscheidend, um Gewohnheiten erfolgreich zu etablieren.

MOTIVATION

Bei der Gewohnheitsbildung spielt die Motivation eine Schlüsselrolle. Je stärker das „Warum" dahinter ist, desto größer ist die Wahrscheinlichkeit des Erfolgs.

Das „Warum" repräsentiert den eigentlichen Grund, die neue Gewohnheit etablieren zu wollen. Beispielsweise putzen wir uns die Zähne nicht nur aus dem Grund des Zähneputzens selbst, sondern, um ein frisches Gefühl im Mund zu haben und damit verbundene gesundheitliche Vorteile zu erlangen, wie zum Beispiel, Karies zu vermeiden.

Ähnlich entscheiden wir uns für eine gesündere Ernährung nicht nur aus dem Grund des Essens selbst, sondern um uns besser zu fühlen, gesünder zu werden oder Gewicht zu reduzieren.

Oft nehmen sich Menschen vor, häufiger Sport zu treiben, gesünder zu essen oder regelmäßig zu meditieren, überlassen jedoch die Umsetzung dem Zufall.
In der anfänglichen Begeisterung poppt oftmals die Hoffnung auf, dass die Motivation ausreicht, um im Laufe des Tages an die Umsetzung zu denken. Leider fehlt dann jedoch häufig die Zeit, und man verschiebt es doch lieber auf einen der nächsten Tage. Die neu geplante Routine gerät schnell ins Stocken, weil sie im ohnehin vollen Alltag sowohl Raum als auch Zeit in Anspruch nimmt.

Deshalb gilt: Nichts ist besser als eine gute Planung!

Nicht nur meine eigene Erfahrung, sondern auch zahlreiche Studien belegen, dass das Festhalten und Planen von Zielen und Vorhaben die Erfolgsaussichten erheblich steigert.
Ist ein Plan erstellt, kann man ihm folgen, ohne zusätzliche Energie und Konzentration für die Umsetzung aufwenden zu müssen.

Um von vornherein das *Scheitern* (ein von mir ungern genutztes Wort) klein bis nicht existent zu halten, empfehle ich, alle Ziele in kleine Einheiten einzuteilen.

Ist es das neue Ziel, zum Beispiel regelmäßig spazieren zu gehen, startet man am besten mit nur wenigen Minuten am Tag, anstatt bereits anfänglich eine marathonähnliche Zeit anzustreben.

Zudem ist es wichtig, dass die gewählte Gewohnheit zur angestrebten Lebensweise und Persönlichkeit passt. Wenn man nicht der Spaziergänger ist, sondern eher der Radfahrer, ist da nichts gegen einzuwenden.

Die Motivation, eine neue Routine zu etablieren, sollte bestenfalls intrinsisch erfolgen. Wenn wir uns einer Aufgabe nur stellen, weil es alle anderen tun, sinkt die Motivation schnell, und das Vorhaben scheitert.

Das beste Beispiel liefert jedes Jahr aufs Neue der gute Vorsatz zum Jahresanfang. Viele derer, die sich einen „guten Vorsatz" vornehmen, machen dies nur, weil es alle anderen auch tun. Die Motivation ist also nicht die eigene, sondern eine Art Gruppenzwang.

Haben Sie schon mal etwas vom „mentalen Kontrastieren" gehört? Der Begriff stammt aus der positiven Psychologie. Dabei handelt es sich um eine kognitive Strategie, die oft in verschiedenen Kontexten, wie Psychologie, Selbsthilfe und Motivationsforschung, verwendet wird und sich auf den Prozess der Zielsetzung bezieht, indem man sich auch die Hürden bewusst machen und die Kontrastbereiche bedenken soll: Was könnte auf dem Weg zum Ziel negativ sein, was könnte mich gegebenenfalls auch mal frustrieren?

Planen Sie zum Beispiel an Wochenenden das sogenannte „Digital Detox", müssen Sie miteinberechnen, dass die soziale Komponente in Ihrem Leben etwas darunter leiden wird. Die Hürde hier ist also, zu akzeptieren, dass der Kontakt zu anderen Menschen am Wochenende zumindest eingeschränkt sein wird.

Die Idee hinter mentalem Kontrastieren ist, realistische und erreichbare Ziele zu setzen, indem man sowohl die positiven Aspekte des Ziels als auch die Hindernisse oder Herausforderungen, die auf dem Weg liegen könnten, berücksichtigt und mit dem Einplanen solcher Querschläger nicht aufgibt.

Der Prozess des mentalen Kontrastierens besteht aus den folgenden Schritten:

1. Man setzt sich ein konkretes Ziel, bevor
2. man mögliche Hindernisse auf dem Weg zum Erreichen des Ziels miteinrechnet.

Dieser Vergleich zwischen dem Ist-Zustand, dem gesetzten Ziel und den potenziellen Hindernissen kann sowohl dazu beitragen, realistische Erwartungen zu entwickeln und Strategien zur Überwindung von Hindernissen zu planen als auch die Motivation zu steigern, indem es den Fokus auf realistische Ziele lenkt und gleichzeitig die Hindernisse nicht vernachlässigt beziehungsweise im Vorhinein schon einplant und akzeptiert.

Es ist also ratsam, zunächst eine gewünschte Routine beziehungsweise Gewohnheit zu wählen, dann einen Plan für die Implementierung inklusive dem soeben erwähnten mentalen Kontrastieren zu machen, dann dranzubleiben und nicht aufzugeben.

Wer Hilfestellungen braucht, sollte zu wiederkehrenden Kalendereinträgen greifen. Steht zum Beispiel drei Mal in der Woche Yoga im Kalender, ist man eher geneigt, dem nachzugehen, anstatt einen der Einträge zu löschen oder die Yogaeinheit durch eine Burgermahlzeit zu ersetzen. Wenn man es sich nur im Kopf erdenkt und vornimmt, ist es nicht so wirksam wie der Kalendereintrag. Getreu dem Motto: Wer schreibt, der bleibt.

Auch hilfreich: ein Habit-Tracker als Methode, um zu überprüfen, ob man seine neue Gewohnheit durchgeführt hat. Die ursprünglichste Form des Habit-Trackers besteht aus einem Blatt Papier, auf dem man seine neue Gewohnheit notiert und täglich abhakt (nicht streicht!). Dadurch behält man im Blick, wie oft und regelmäßig man seine neue Gewohnheit umgesetzt hat.

Die regelmäßige Fortschrittsüberprüfung, wie auch immer man sie ausführt, bietet Vorteile:

- ➢ Der eigene Fortschritt wird sichtbar und greifbar.
- ➢ Man sieht, dass man sich in die richtige Richtung bewegt.
- ➢ Man kann überprüfen, ob der neue Weg zu einem passt.
- ➢ Eine Anpassung ist jederzeit möglich.
- ➢ Die Motivation wird optimal hochgehalten.

Zu den beliebtesten digitalen Habit-Trackern gehört wohl der Schrittzähler, mit dem viele Menschen 10.000 Schritte täglich erreichen wollen.

Laut neueren Untersuchungen (z. B: Saint-Maurice et al. 2020) reichen bereits
5000 bis 6000 Schritte pro Tag, um der Gesundheit etwas Gutes zu tun.
Die Zahl 10.000 ist eine aus der Luft gegriffene Vorgabe aus Japan, die
erfunden wurde, als die Schrittzähler auf den Markt kamen. Man brauchte
eine Zahl, die man sich gut merken konnte, und so hat sich die Zahl 10.000
der Bequemlichkeit halber festgesetzt.

Laut Weltgesundheitsorganisation sollten sich Erwachsene mindestens 21
Minuten mit moderater Anstrengung zusätzlich täglich bewegen, um gesund zu bleiben.

Meist sind die Schrittzähler in Optimierungsuhren eingebaut, die mittlerweile an fast jedem Handgelenk hängen. Ich selbst bin kein Fan dieser
Uhren, wenn sie für sämtliche Werte herangezogen werden, besonders,
wenn es um das Thema Schlaf und Erholung geht.

Wie oft höre ich von Bekannten und Freunden in einer wahnsinnigen Verzweiflung: „Mein Gott, mein Fitnesslevel liegt bei nur 70 %, mein Schlaf
hatte eine Erholung von unter 50 %", oder ähnlich.

Diese Uhren sind gut, wenn man damit seinen Lebensstil gesünder halten
will, und meist bewegen sich die Menschen, die ihre Schritte damit zählen
lassen, tatsächlich deutlich mehr, aber wenn ich mich zum Thema „Wie
erholsam habe ich eigentlich geschlafen?" auf eine Uhr verlasse, gehen
meiner Meinung nach Körpergefühl und Intuition immer mehr verloren.

Und ich habe mehrere Gründe, um diesem Mainstream nicht zu folgen: Das Hineinhören in das Befinden, in die Fitness, in das Ergebnis des Schlafs der vergangenen Nacht werden auf das „Erleben" einer Uhr abgewälzt.

Dabei ist es so wichtig, das Gefühl für Körper und Geist zu behalten, es einzuschätzen und zu bewerten, um Dinge zu ändern. Mit einer solchen Uhr wird das Selbstvertrauen völlig ignoriert, das Vertrauen in die eigenen Fähigkeiten wird an die Technologie übertragen. Ein nicht technisiertes Bewusstsein für den eigenen Körper und Geist stärkt viel mehr die Verbindung zwischen physischer und mentaler Gesundheit als eines, das an die Technik angedockt ist.

Deshalb halte ich es für wichtig, ohne Technik auf die Signale des eigenen Körpers zu achten und bewusster mit den eigenen Bedürfnissen umzugehen.

Wie bereits erwähnt, ist ein von mir ungern genutztes Wort scheitern.

Ich nutze es deshalb nicht gern, weil es im Scheitern doch immer auch eine positive Seite gibt, die nie erwähnt wird: Man kann eine positivere Einstellung entwickeln und es als Chance für Wachstum und Verbesserung ansehen. Im alltäglichen Sprachgebrauch jedoch ist mir das Wort zu hart, zu alternativlos, zu endgültig, als ob nach einem Misserfolg keine weiteren Chancen bestehen. Ich nutze da lieber „Fehlschlag", „misslingen"; beide Begriffe klingen für mich positiver und legen den Fokus auf die Möglichkeit der Verbesserung und nicht auf das, was nicht funktioniert hat.

Aber das Wort gibt es nun einmal, und nicht selten scheitern Menschen bereits an den für andere simpel klingenden Vorsätzen zum neuen Jahr, wenn sie zum Beispiel aufhören wollen, zu rauchen.

Doch warum geben manche Menschen schnell ihre Ziele wieder auf? Ist es nur Faulheit, Bequemlichkeit oder spielt sich auch auf der neuronalen Ebene etwas ab, das wir kennen oder wissen sollten?

FAZIT:

Die Frage nach dem Warum ist für den Erfolg, neue Gewohnheiten ins Leben zu lassen, entscheidend.

Die Planung und das Setzen realistischer Ziele sind unerlässlich, um Routinen nachhaltig zu etablieren.

Mentales Kontrastieren hilft, Herausforderungen zu antizipieren und dadurch zu überwinden.

Habit-Tracker und regelmäßige Fortschrittsüberprüfungen steigern die Motivation, indem sie Fortschritte sichtbar machen. Letztlich unterstützen klare Strukturen und Selbstreflexion den langfristigen Erfolg.

AUFGEBEN

Wenn man einmal gesetzte Ziele hinwirft oder den Weg dorthin aufgibt, passiert dies meist aus folgenden Gründen:

Mangelnde Motivation: Bei unzureichender Motivation ist ein schnelles Aufgeben fast vorprogrammiert, denn Motivation spielt eine entscheidende Rolle bei der Aufrechterhaltung des Engagements für gesteckte Ziele.

Fehlende Klarheit: Wenn Ziele nur vage oder unklar formuliert sind, kann es schwierig sein, darauf hinzuarbeiten. Deshalb sollten Ziele besser klar und spezifisch formuliert werden, was sowohl Planung als auch Umsetzung immens erleichtert.

Überforderung: Bei einem Gefühl von Überforderung, zum Beispiel bei zu anspruchsvoll gesteckten Zielen, ist der Weg zum Aufgeben leicht. Ein realistischer Zeitrahmen und schrittweise Fortschritte können besser sein.

Fehlende Unterstützung: Fehlende Unterstützung aus dem sozialen Umfeld kann schnell zur Aufgabe führen. Unterstützung von nahestehenden Personen hilft dagegen oft sehr, die Motivation aufrechtzuerhalten.

Negative Selbstwahrnehmung: Menschen mit geringem Selbstvertrauen zweifeln schnell an ihren Fähigkeiten und geben ihre Ziele vorschnell auf. Was helfen kann: Positive Selbstgespräche und die Entwicklung eines gesunden Selbstbewusstseins (siehe Kapitel GEWOHNHEITEN SCHAFFEN).

Fehlende Belohnung: Wenn keine unmittelbaren und adäquaten Belohnungen für Bemühungen erkennbar sind, kann das Interesse schnell schwinden. Zwischenziele und Belohnungen von Fortschritten dagegen können die Motivation steigern und aufrechterhalten.

Unerwartete Hindernisse: Unvorhergesehene Hindernisse oder Rückschläge sind oft demotivierend. Die Fähigkeit, mit solchen Herausforderungen umzugehen und sich anzupassen, ist von entscheidender Bedeutung für das weitere Verfolgen von Zielen.

Das menschliche Gehirn reagiert auf Fehlschläge auf recht komplexe Weise, und verschiedene Gehirnregionen sind in diesen Prozess involviert.

Die *Amygdala* ist eine Gehirnregion, die an der Verarbeitung von Emotionen, insbesondere von Angst und Stress, beteiligt ist. Bei Versagen kann die Amygdala aktiviert werden, was zu einer verstärkten (negativen) emotionalen Reaktion führen kann.

Der *präfrontale Cortex* ist für höhere kognitive Funktionen verantwortlich, wie Entscheidungsfindung, Problemlösung oder die Kontrolle von Emotionen. Bei Versagen kann es zu einer Hemmung des präfrontalen Cortex kommen, und die Fähigkeit zur rationalen Verarbeitung von Informationen kann beeinträchtigt werden.

Das *Belohnungssystem* im Gehirn spielt eine Rolle bei der Bewertung von Erfolgen und Misserfolgen. Bei einem Fehlschlag kann es zu einer geringeren Freisetzung von Dopamin kommen, was mit Belohnung und Motivation verbunden ist. Dopamin gilt als Glückshormon, weil es im Gehirn das Gefühl von Belohnung und Freude vermittelt.

Der *Hippocampus* ist wichtig für das Lernen und die Speicherung von Informationen. Hier kann sich bei Versagen die Aktivität ändern, was Auswirkungen auf die Art und Weise hat, wie Informationen über Erfahrungen und Versagen gespeichert werden. Fehlschläge können falsch interpretiert oder anders verarbeitet werden und die Art und Weise verändern, wie wir aus Fehlern lernen oder darauf reagieren.

Der Körper setzt bei Stress, der oft mit Versagen verbunden ist, Stresshormone wie Cortisol frei. Diese Hormone können verschiedene Auswirkungen auf das Gehirn haben, einschließlich der Beeinflussung von Gedächtnis und emotionaler Verarbeitung.

ÜBER MICH

Mein Thema, meine Herzensangelegenheit, meine Passion, die erst spät von mir entdeckt wurde, ist das Einbauen eines gesünderen Lebensstils in den Alltag.

Das Heranpirschen an die Möglichkeiten jedes Einzelnen, das Planen, das Umsetzen und das Dranbleiben liebe ich als Herausforderung und Aufgabe.

Ich möchte Tipps geben, sollten Fragen nach dem Was und Warum aufkommen. „Was sollte ich ändern, um andere Gewohnheiten zu implementieren, und warum überhaupt?"

Stellen Sie sich einmal die Frage, ob es Ihnen körperlich und seelisch gut geht, ob Sie im Großen und Ganzen zufrieden sind.

Können Sie von der Couch zügig in den Stand kommen, ohne zu ächzen und ohne sich auf den Knien abzustützen und Schwung zu holen, oder haben Sie dabei gar Schmerzen in den Gelenken?

Schlafen Sie gut und ausreichend?

Haben Sie häufig Infekte, Kopf- oder Rückenschmerzen?

Dies sind nur einige Fragen, die Sie sich stellen könnten, nehmen Sie für sich ruhig noch mehr für Ihre eigene Bestandsaufnahme auf.

Vielleicht kommen Sie zu dem Schluss, dass es Ihnen blendend geht, Sie kaum Fehltage im Job haben und Ihnen attestiert Ihr Arzt aufgrund des letzten Check-ups mit ausgezeichneten Blutwerten, dass Sie gesund sind.

Dann können Sie natürlich und liebend gern weiterlesen.

Sollten Sie aber der Überzeugung sein, bei Ihrem aktuell empfundenen Befinden ist noch Luft nach oben, lesen Sie *unbedingt* weiter!

Das Thema „gesunder Lebensstil" habe ich zunächst einmal nur für mich vertieft, weil ich die ständigen Krankentage in der Abteilung meines ehemaligen Arbeitgebers nicht mehr ertragen habe. Jede Woche neue Hiobsbotschaften von erkrankten Kollegen, entweder für einige Tage oder sogar für viele Wochen oder Monate.

Krank, krank, krank.

Es sind nicht nur die Auswirkungen der Betroffenen, die mich beeinflusst haben, mich weiterzubilden, es sind auch die auf die Kollegen, auf die Abteilung, auf die Firma.

Kollegen müssen mit oder ohne eine ordentliche Übergabe andere Aufgaben übernehmen, die eigenen (oder fremden) geraten dann eventuell in den Hintergrund, alles verzögert sich, es kommen aufgrund des erhöhten Stresses Fehltage weiterer Kollegen hinzu, die Spirale setzt sich fort, Arbeit bleibt liegen, eine Abteilung kann nicht fristgerecht liefern, andere, daran anhängende und davon abhängende Abteilungen geraten ebenso ins Straucheln, die Produktivität und das Image der Firma leiden.

Diese Szenarien, die ich zuhauf kennengelernt habe, haben mich 2022 dazu veranlasst, während meines Jobs in einem großen Finanzvertrieb ein Studium zu absolvieren, das sich mit ganzheitlicher Gesundheit befasst, mit allem, was man darunter versteht: Körperliche, psychische und soziale Faktoren, Ernährungsfehler, Bewegungsmangel, und die Fähigkeit, in allen Gesundheitsangelegenheiten ganzheitlich zu beraten und Hilfesuchende dabei zu unterstützen, gesund und vital zu bleiben sowie Krankheiten erfolgreich vorzubeugen oder loszuwerden.

Und der Tenor bezüglich gesundheitsfördernder Ernährung ist relativ simpel (dazu mehr am Ende des Buches unter „Zusammenfassungen"), deshalb verstehe ich die erwähnten Krankentage nicht.

Aber auch weil ich sehe, wie einfach es ist, sich die Informationen zu beschaffen, die helfen können, gesund zu werden oder sich gesund zu halten.

Internet, Podcasts, Radio, TV-Sendungen: Eine Flut von hilfreichen Informationen, die man einfach so aufsaugen kann und die einfach erklärt sind, um sie sich einzuverleiben und umzusetzen.

Ich übe nebenher ein schönes Erzeugnis meines Studiums aus und bin (nebst meinem aktiven YouTube-Kanal „Fakten Quickies-Gesundheit") in der Ernährungsberatung tätig. (Hierbei möchte ich anmerken: Dort wie auch hier repräsentiere ich MEIN Wissen. Eventuell gibt es kurz nach Veröffentlichung meines Buchs neue Studien, Befragungen etc., die eine Weiterentwicklung des Themengebiets darstellen können.)

Für mich nehme ich natürlich all mein Wissen tagtäglich durch mein Leben mit und setze möglichst vieles um, damit ich noch lange gesund bleibe, meinen Körper fit halte, weiterhin sehr selten zum Arzt muss, und damit kann ich so gut haushalten, dass es nicht in Stress ausartet, dass es mir mit alledem gut geht und ich sehr zufrieden bin; ich kaufe immer noch Salz mit Rieselhilfe zum Kochen, trinke hier und da auch mal ein Glas Wein, esse zu gern Chips und Lakritz und kann nicht immer dem mit viel Schokolade oder Kuchen gefüllten Teller im Büro widerstehen.

Ein Bestreben, das absolute Maximum zu erreichen, was auch immer das sein mag, liegt mir zum Glück fern, es ist in meinen Augen unrealistisch. Da gibt es doch den Satz „Be the best version of yourself!", der oft als motivierendes und positives Mantra für viele neuartige Vorträge und Seminare verwendet wird.

Ich halte dagegen: Der durch dieses Mantra entstehende Perfektionsdruck stresst mich. Der Anspruch, immer die „beste Version" von sich selbst zu sein, würde mit Sicherheit zu einem Versagensgefühl führen, wenn ich den hohen Standards, die irgendwer da draußen setzt und verbreitet, nicht gerecht würde.

Durch den Stress auf dem Weg zur maximalen Selbstoptimierung wäre der Druck immens und die Erschöpfung irgendwann nicht minder groß. Zudem würde ich mich ständig mit anderen vergleichen, was meinem Glück nicht zuträglich wäre. Und die Frage: „Möchte **ich** das wirklich alles oder wird es mir von außen nur indoktriniert?", wäre Zeugnis von fehlender Selbstakzeptanz und mangelnder Authentizität. Meine wahren, eigenen Bedürfnisse gerieten in den Hintergrund.

Damit ich all mein Wissen nicht nur für mich angeeignet habe, sondern auch vielen anderen Menschen zugänglich machen kann, halte ich Vorträge, meist in mittelständischen Firmen.

Um die Menschen dort gleich zu Beginn aufzurütteln, stelle ich als Einstimmung einen Vergleich zu „des Deutschen liebstes Kind" her:

Tanken Sie Ihr Auto so, wie vorgeschrieben oder den Benziner mit Diesel, den Hybrid mit Sonnenblumenöl?

Der durchschnittliche PKW kostet in Deutschland 53.000,- EUR.

Anhand von etwa 5000 Schmerzensgeldurteilen in Österreich und Deutschland und anderen Faktoren ermittelten Forscher den theoretischen, durchschnittlichen Wert eines Menschen mit rund 1,7 Millionen Euro, wobei im Minimum ein Betrag von 600.000 und im Maximum von 5,3 Millionen Euro ermittelt wurde.

1,7 Mio. Euro (der Mensch) gegenüber 53 Tsd. Euro (das Auto).

Warum „betanken" sich (viele) Menschen also ständig falsch, aber ihr heiß geliebtes Auto nicht ein einziges Mal?

Autofahren ist sowieso natürlich im Übermaß besonders dann, wenn man auch mal zu Fuß gehen oder mit dem Rad fahren könnte, eher kontraproduktiv, was Ihre Gesundheit angeht.

Schätzungsweise 9 % der 57 Millionen weltweiten Todesfälle jährlich hängen mit körperlicher Inaktivität zusammen – das sind rund fünf Millionen. Warum betanken sich die Menschen nicht so, wie es ihnen guttäte, damit der Motor so läuft, wie er laufen könnte und sollte, damit die 9 % drastisch sinkt?

Danach lasse ich eine Denkpause, und der Blick in die Gesichter macht es mir leicht. Lauter scheinbar sprachlose Menschen.

Man kann das Beispiel mit dem Auto beliebig adaptieren, denn ich bin mir sicher, dass in den meisten Haushalten ein besserer Umgang mit dem Föhn, dem Reisekoffer, dem Parkett und dem Werkzeugkoffer als mit dem eigenen Körper gepflegt wird.

BERATUNG: MIGRÄNE

Frau Schmidt

Kürzlich fragte mich eine Klientin, ich nenne sie hier Frau Schmidt, ob es irgendetwas gäbe, das ihre Migräne mildern würde. Sie hatte lediglich den Anspruch, dass die Attacken nicht so heftig sein beziehungsweise nicht so lang dauern sollten (ihre dauerten i. d. R. vier Tage).

Ich bot ihr an, ihre Ernährungsgewohnheiten anzuschauen, um mich mit ihr gemeinsam zu beraten, was sie ändern könnte beziehungsweise sollte.

Per E-Mail sendete ich ihr einen Zwei-Wochen-Plan zu, den sie mit allem, was sie zu sich nahm, befüllen sollte: Jeden Kaffee, jedes Wasser, jeden Saft, jedes Bonbon, jede Kartoffel, jeden Keks — alles sollte sie akkurat und minutiös aufschreiben und dazu vor allem den Grund des Essens: Einsamkeit, Langeweile, Trost, Appetit oder wirklich Hunger?

Nach zwei Wochen sendete sie mir das ausgefüllte Formular zurück, und ich war mit Blick auf ihre letzten 14 Tage der Ernährung schockiert. Maßlos schockiert.

Hatte sie denn noch nie etwas von Essenspausen gehört? War es für sie fremd, nach 22 Uhr besser nichts mehr zu essen? Musste sie unbedingt nachts an den Kühlschrank, nur weil sie nicht schlafen konnte? Und mussten all die zuckerschwangeren und mit Weißmehl gebackenen Sachen sein?

Selbst ich bekam schon fast Kopfschmerzen ob der vielen Lebensmittel, Getränke, Snacks und Trostschokoladenriegel, die ich nur *lesen* musste.

Viele Konservierungsstoffe, viele Weißmehlprodukte, Geschmacksverstärker und histaminhaltige Lebensmittel, wie Zitrusfrüchte, Schokolade, Rotwein, Salami und viele Fertiggerichte schienen ihr das Leben eindeutig schwerer zu machen als nötig.

Mein mentales „Hände-über-dem-Kopf-Zusammenschlagen" löste ich mit Notizen ab, die ich der Klientin später am Telefon mitteilen würde; sie müsse Verzicht üben beziehungsweise das migräneauslösende Essen durch andere Lebensmittel ersetzen. Es würde wie eine Mammutaufgabe für sie aussehen, sollte jedoch machbar sein, vor allem in Hinblick auf eine eindeutige Verbesserung ihres Lebenswerts, die sie bestimmt dadurch würde erreichen können, dessen war ich mir sicher.

BERATUNG BLUTHOCHDRUCK

Herr Müller

Ein weiterer klassischer Fall war der eines Mannes, der mich Mitte Februar kontaktierte, nachdem er mein Internetvideo über Gewohnheiten und Motivation gesehen hatte. Mehrfach, wie er beteuerte.

Herr Müller meldete sich hilfesuchend per E-Mail und relativ frustriert mit einem sehr schlechten Gefühl, die Silvestervorsätze für das laufende Jahr wieder einmal nicht umgesetzt haben zu können.

Bereits Ende Januar sei er wie jedes Jahr den Süßigkeiten und dem fetten Essen verfallen, und sowohl sein Bluthochdruck als auch seine schlechten Cholesterinwerte und sein Gewicht seien wieder fernab von Gut und Böse und alles andere als auf dem Weg der Besserung.

Zwei tolle Themen: Zum einen das Thema der guten Vorsätze zum Jahresanfang, was ich persönlich noch nie verstanden hatte, denn warum nimmt man sich nicht dann etwas vor, wenn man Lust darauf hat, vielleicht im April oder im Oktober, warum immer zum Ersten eines neuen Jahres? So etwas kann nur fehlschlagen, weil bei den Vorsätzen meist keine eigene, ehrliche Motivation der Treiber ist, sondern der Druck von außen, weil es eben alle so machen.

Zum anderen sind mir die viel zu hoch gesteckten (und damit zumeist unrealistischen) Ziele immer ein Graus, und ich kann jedem mit Blick auf die Art des Vorsatzes, die persönliche Motivation, die Unterstützung des Umfelds und die individuelle Selbstdisziplin recht gut vorhersagen, ob das Vorhaben von Erfolg gekrönt sein wird oder nicht.

Hierzu nutze ich gern mein Akronym: SAUDI. Gut zu merken. Im Detail heißt das:

Selbstdisziplin und Motivation: Die persönliche Selbstdisziplin und intrinsische Motivation sind entscheidend! Man bleibt länger an der Umsetzung der Vorsätze, wenn man seine Ziele als besonders wichtig und lohnenswert empfindet.

Art des Vorsatzes: Die Art des Vorsatzes spielt eine große Rolle. Komplexere oder radikalere Veränderungen sind zeitintensiver und erfordern mehr Durchhaltevermögen als kleinere Anpassungen. Das sollte man einkalkulieren.

Unterstützung/**U**mfeld: Die Unterstützung durch Familie und Freunde kann die Wahrscheinlichkeit erhöhen, dass gute Vorsätze länger eingehalten werden, denn ein positives soziales Umfeld kann sehr motivierend sein.

Dauer: Der erwähnte Durchschnitt, den es für eine neue Gewohnheit benötigt (etwa 66 Tage), kann als grober Anhaltspunkt für den Zeitrahmen dienen. Aufgeben und verzweifeln sollte man besser erst nach drei Monaten, wenn überhaupt.

Individualität: Die Fähigkeit, gute Vorsätze einzuhalten, ist sehr individuell. Einige Menschen können eine neue Gewohnheit schneller entwickeln und beibehalten als andere. Der Vergleich mit anderen kann also hinken.

Und bei allem sollte man wissen: Rückschläge sind normal!

Der Schlüssel liegt oft darin, nach einem Rückschlag wieder aufzustehen und weiterzumachen.

Ich telefonierte einen Tag später mit dem gebeutelten Herrn Müller, der mir in seiner E-Mail über sein „persönlichstes Versagen", wie er es nannte, berichtete, und hörte ihm erst einmal zu, bevor ich ihn von dem Gedanken entfesseln konnte, unbedingt an dem für den 1. Januar festgesetzten Termin seiner Vorsätze festzuhalten.

Mein 53-jähriger Klient fragte mich, wie er an mehr Motivation kommen könne, an härtere Motivation, an solche, die ihn so richtig packen würde, hatte er doch schon alles versucht.

Sagte er.

Er war mehr verzweifelt darüber, noch nicht einmal einen erfolgreichen Start seines Vorhabens hinbekommen zu haben, um bis Mitte des Jahres seinen Blutdruck und sein Übergewicht von knapp 20 Kilogramm in den Griff zu bekommen, als über seine gesundheitliche Situation an sich, denn jedes vierte Wort war „Versagen" oder „Scheitern".

Ich rief mir die SMART-Methode ins Gedächtnis und notierte sie mir, um ihn anhand dieser Methode in Sachen Motivation weiter zu begleiten.

Ich mag sie wegen ihrer klaren Struktur bezüglich der Herangehensweise und sehe sie als hilfreich an, um Ziele motiviert zu verfolgen.

SMART lässt sich wie folgt aufschlüsseln:

Spezifisch: Spezifische Ziele setzen, sie sind einfacher zu verfolgen und zu erreichen.

Messbar: Fortschritte sollen messbar sein, damit es die Erfolge auch sind.

Attraktiv: Das Ziel sollte für die Person attraktiv und bedeutsam sein sowie einen positiven Wert haben.

Realistisch: Die Ziele müssen erreichbar sein, damit kein Frust entsteht.

Terminiert: Eine klare Zeitvorgabe hilft, den Fokus zu halten und nach einem (Termin-)Plan aufs Ziel hin zu arbeiten.

Im Fall von Herrn Müller wollte ich mit ihm planen, wie viel er mit welcher veränderten Ernährung und Bewegung abnehmen solle, mit der Folge der Verbesserung seiner kritischen Werte (Bluthochdruck und Cholesterin), alles in einem realistischen Rahmen und einer Zeitvorgabe von sechs Monaten. Das sollte machbar sein. Und attraktiv war es für ihn ja sowieso.

Zu meiner Erläuterung des gesamten Spektrums bezüglich der Motivation in Kurzfassung fragte ich ihn, wie er sich und seinen Körper in Zukunft vorstellte, welches Gewicht er haben würde, wie fit er sein, wie er aussehen wolle.

Natürlich sah er sich in einem Jahr als Adonis: fit, schlank und gesund.

So gern ich seine Sicht auf die Zukunft weiter bestehen lassen wollte, so sehr gab es den inneren Reiz in mir, ihn über die Machenschaften des Gehirns aufzuklären, dem ich letztendlich nachgab.

Die Wahrheit nämlich ist, dass das Gehirn, so weit entwickelt es auch ist, manchmal auch so unfähig ist, sich uns selbst in der Zukunft vorzustellen.

Es ist teilweise ein Ding der Unmöglichkeit, sich uns selbst in der Zukunft realitätsgetreu zu sehen, denn das, was uns das Gehirn bei unseren Vorstellungen zeigt, ist oft eine verfremdete Person. Das sind nicht wir, sondern Fremde.

Für Fremde brauchen wir uns nicht anzustrengen, Fremden verzeiht man hier und da das Sündigen über dem Süßigkeitentopf oder an der Fritteuse. Es lebt sich auf Kosten einer komplett fremden Person leicht und herrlich ungesund.

Ich minimierte seine Zukunftstimeline und fragte ihn, wie er in sechs Monaten (anstatt in zwölf) aussehen wolle.

Seine Antwortsätze begannen daraufhin alle mit „Am liebsten wäre ich ...", „Super gern hätte ich ...", „Es wäre schön, wenn ...".

WIR STRICHEN DEN KONJKUNKTIV.

Ich sagte es ihm nicht so laut, wie man es dank der Majuskeln lesen kann, aber ich redete doch recht eindringlich auf ihn ein und bat ihn, NICHT im Konjunktiv zu sprechen, um mit positiver Affirmation mehr Klarheit und Selbstbewusstsein zu erreichen, noch während er mir Antworten geben würde.

POSITIVE AFFIRMATION

Positive Affirmationen sind positive Sätze oder Aussagen, die positive Gedanken fördern und nebenbei das Selbstbewusstsein stärken.

Diese Affirmationen können auf verschiedene Lebensbereiche bezogen sein, wie Gesundheit, Beruf oder Beziehungen.

Viele Menschen glauben, dass positive Affirmationen sogar das Verhalten und die Lebensumstände positiv beeinflussen.

Einige Beispiele: „Ich bin gut, selbstbewusst und erfolgreich."

„Ich liebe mich selbst."

„Jeder Tag bringt neue Möglichkeiten und Chancen für mich."

Es kann wirklich ein gutes Hilfsmittel sein, um seinem gesteckten Ziel näher zu kommen beziehungsweise Ziele positiv anzugehen und nicht direkt in eine „Das-schaffe-ich-doch-eh-nicht"-Lethargie zu verfallen.

HERR MÜLLER

Ich vereinbarte mit Herrn Müller, in der kommenden Woche an einem Ernährungsplan zu arbeiten, um seinen Bluthochdruck und die schlechten Cholesterinwerte in den Griff zu bekommen – er aß viel zu viel Zucker und salzreiche Produkte. Ich arbeitete ganz eng mit ihm zusammen, um immer sein Einverständnis für meine geplanten Speiseplanänderungen zu bekommen, denn wie klein wäre die Motivation, wenn er nur nach meinen Wünschen essen würde, und wir setzten kleine Meilensteine im Zwei-Wochen-Rhythmus, um dann über das Erreichte zu sprechen und eventuelle Änderungen vorzunehmen, wenn er starke Probleme mit einer Umsetzung oder sogar bis dahin unbekannte Unverträglichkeiten haben sollte.

Sein neuer Plan sah wie folgt aus:

Übergewicht abbauen, vor allem am Bauch, mit angepasster Ernährung und Bewegung.

Täglich mindestens 30 bis 60 Minuten Bewegung, anfangs kleiner anfangen, dann steigern.

Viel Gemüse (gern viele Hülsenfrüchte) und Fisch essen, keine Margarine oder Butter, sondern hochwertige Pflanzenöle nutzen.

Verzicht auf Kohlenhydrate und Alkohol.

Täglich eine Portion Walnüsse und Pistazien.

Drei salzarme Mahlzeiten pro Tag, keine Snacks, und wenn, dann nur Nüsse.

Gute Öle verwenden, gern Leinöl.

Wenig Zucker.

Keine Fertigprodukte.

Keine Aromen.

„Darf ich meinen Kaffee denn mit Süßungsmittel süßen?" – „Nein!"

Süßstoffe sind keine Alternative für Zucker. Ein fataler Kreislauf: Das Gehirn wird durch den süßen Geschmack darauf vorbereitet, dass Zucker kommt, Energie. Wenn dann aber keiner geliefert wird, sondern nur ein Zuckerersatzstoff, der keine alternative Energiequelle bietet, gerät die gesamte Regulation des Organismus durcheinander und der Hunger wird größer, weil aufgrund des „Versprechens" Zucker eingefordert wird.

Zudem verändern Süßstoffe die Bakterien im Darm negativ, sodass die guten Bakterien nicht mehr überleben und die schlechten überwiegen. Neuere Studien zeigen, dass Süßstoffe zu Diabetes führen.

Bestimmte Süßstoffe verhindern sogar den Abbau von Fett und unterstützen den Fettaufbau um die Organe, wodurch sich Entzündungen im Körper vermehren und die Organe verfetten.

Ich konnte nur mutmaßen, worauf sein erschrockener Blick bezogen war. Anscheinend hatte so rein gar nichts von meinen Empfehlungen jemals in den letzten Jahren bei ihm Platz gefunden.

Ich erläuterte es ein wenig näher, um die Vorteile deutlich zu machen: Hülsenfrüchte sind reich an pflanzlichen Substanzen, die den LDL- und Gesamtcholesterinwert senken und haben dazu noch viele wichtige Mineralstoffe, wie Eisen, Magnesium und Kalium, sind ballaststoffreich, sättigen hervorragend und stärken die guten Bakterien im Darm.

Fette Fische (Bio-Qualität) haben viele Omega-3-Fettsäuren, senken den Blutfettspiegel, helfen bei zu hohem Blutdruck und verringern das Risiko für Herz-Kreislauf-Erkrankungen.

Nüsse sind eine geniale Vitamin- und Mineralquelle und reich an einfach ungesättigten Fettsäuren, die das schlechte LDL-Cholesterin im Körper senken. Folsäure, Vitamin E, B-Vitamine, Calcium, Eisen, Magnesium und die vielen Ballaststoffe sind außerdem gut für den Darm und die Verdauung.

Haferflocken versuchte ich ihm ebenfalls schmackhaft zu machen, denn sie sind mit ihrem Beta-Glucan gut für den Blutzuckerspiegel und die Blutfettwerte.

Leinöl hat einen hohen Omega-3-Fettsäure-Gehalt, wirkt positiv auf die Blutfettwerte und den Blutdruck.

Die Details gab ich ihm in Form von einer Tabelle mit:

Gut	*nicht gut*
Vollkornbrot	Weißmehlprodukte
Vollkornnudeln/-reis	Croissants
Kartoffeln	Pommes frites
Haferflocken	Pfannkuchen
Nüsse „natur"	gesalzene Nüsse
Zartbitterschokolade ab 80 %	jegliches Konservengemüse
frisches Gemüse, Hülsenfrüchte	Sahne
Oliven-/Raps-/Leinöl	alle anderen Fette
Fisch, am besten gedünstet	Fruchtsäfte
magerer Aufschnitt	Getränke mit Zucker
Putenfleisch	Alkohol
Huhn	Schweinefleisch
Milch	verarbeitetes Fleisch
Quark (reduzierte Fettstufe)	aromatisierter Joghurt
Joghurt (reduzierte Fettstufe)	
Fetakäse	
Mozzarella	
Hart-/Weichkäse	

Viele Menschen, die es nicht schaffen, ihr Gewicht zu reduzieren, überzeugt manchmal die abrupt in den Raum geworfene Tatsache, dass mehr Menschen an Über- als an Mangelernährung sterben.

Ein zu hoher Body Mass Index (BMI), nebst vielen Ernährungsfehlern, ist Grund für über 4 Millionen Todesfälle pro Jahr. (Die Weltgesundheitsorganisation stuft Erwachsene mit einem Body-Mass-Index über 25 als übergewichtig ein, mit über 30 als adipös.)

In den letzten 30 Jahren hat sich die globale Ernährungssituation komplett verändert. Es gibt immer noch Krisenregionen, in denen Nahrungsmittelknappheit herrscht und Kinder an Unterernährung leiden und sterben, aber die Zahl dieser Mangelernährung ist weltweit dem Überfluss an ungesunden, kalorienreichen Lebensmitteln gewichen.

In vielen Ländern stehen an oberster Stelle eher ungesunde Fast-Food-Produkte und zuckerhaltige Getränke anstatt gesundem Obst und Gemüse. Deshalb steigt die Anzahl der Übergewichtigen und chronischen Erkrankungen, wie Herz-Kreislauf-Erkrankungen und Diabetes, dramatisch, wobei der Typ-2-Diabetes seit Jahren schon kein „Alters-Diabetes" mehr ist, den man im höheren Alter bekommt, sondern mittlerweile auch nicht selten bei Kindern und Jugendlichen festgestellt wird, was bei allen die Alarmglocken schrillen lassen sollte.

Ein guter Schritt wäre es, den Menschen die Entscheidung für einen gesundheitsbewussten Lebensstil zu erleichtern, zum Beispiel mit einer gesundheitsorientierten Lebensmittelbesteuerung wie einer „Zucker-Fett-Steuer" und jeden Tag eine Stunde Sport in Kita und Schule als verpflichtend aufzunehmen.

Es bräuchte einen Paradigmenwechsel, um gesundheitsbewusstes Verhalten zu erleichtern, weg von der Verhaltensprävention (Verhaltensänderung/-anpassung von Menschen, um Krankheiten oder Gesundheitsprobleme zu verhindern) hin zur Verhältnisprävention (Veränderung der Strukturen oder Rahmenbedingungen, in denen Menschen leben und arbeiten).

Es ist interessant, sich Statistiken herauszusuchen und zu sehen, wie dramatisch die Anzahl der Betroffenen mit einer sogenannten Volkskrankheit in den letzten Jahren und Jahrzenten gestiegen ist.

Man kann Zahlen jeder Zivilisationskrankheit in Form einer Statistik heranziehen und hat immer einen Grund, geschockt zu sein, denn die Zahlen werden immer größer.

In Deutschland leiden ca. 30 Millionen Menschen an Bluthochdruck und insgesamt knapp 50 % der Bevölkerung an Übergewicht (https://www.hochdruckliga.de/betroffene/bluthochdruck).

Bei einer Bevölkerung von knapp über 80 Millionen ist es schockierend, und die meisten Fälle sind ernährungsassoziiert, das ist das Schlimmste daran: Man hat es größtenteils selbst in der Hand, anders ausgedrückt: Man hat seine Krankheiten selbst erschaffen.

Knapp neun Millionen leiden an Diabetes-Typ-2 (https://www.diab-info.de/zahlen-und-fakten.html), was heißt, dass in etwa jeder Zehnte betroffen ist.

Übergewichtig ist mittlerweile in Deutschland jeder zweite Erwachsene (www.rki.de).

AROMEN

Aromen stecken in vielen Lebensmitteln, insbesondere in verarbeiteten und industriell hergestellten Produkten, wie Fertigprodukten, Getränken (Softdrinks, Fruchtsäfte, Tees, Sportdrinks, Energiegetränke), Süßigkeiten, Milchprodukten (aromatisierte Joghurts, Puddings, Eis, Milchshakes), Backwaren, Soßen, Snacks (Chips, Cracker, Popcorn und andere salzige Snacks) und Fleischprodukten.

Gegen natürliche Aromen ist nichts einzuwenden, denn was wäre eine Erdbeere ohne den eigenen Erdbeergeschmack oder -duft, aber künstliche Aromen sollten verboten werden!

Obwohl Aromen es schaffen, Lebensmittel geschmackvoller und ansprechender zu gestalten, sind viele von ihnen mit gesundheitlichen Risiken verbunden.

Künstliche Aromen und Geschmacksverstärker können allergische Reaktionen auslösen und werden mit vielen verschiedenen Gesundheitsproblemen in Verbindung gebracht, angefangen bei Kopfschmerzen und Verdauungsstörungen.

Sogar der Stoffwechsel kann durch künstliche Aromen negativ beeinträchtigt werden, was zu einer übermäßigen Kalorienaufnahme führt, was wiederum das Risiko von Übergewicht oder sogar Fettleibigkeit und den damit verbundenen Erkrankungen wie Herz-Kreislauf-Erkrankungen oder Diabetes-Typ-2 erhöht.

Die Frage beschäftigt mich mittlerweile fast täglich:

WARUM ERNÄHREN SICH MENSCHEN UNGESUND?

Warum ernähren sich Menschen ungesund, obwohl sie es besser wissen müssten?

Alle Medien sind voll von guten Ratschlägen, Hinweisen, Ernährungstipps und Role Models.

Es gibt sicherlich vielerlei Gründe, aber die, die auf der Hand liegen, sind wohl:

Gewohnheit: Menschen haben sich im Laufe der Zeit und dank des Überangebots an ungesunde Ernährungsweisen gewöhnt, die schwer zu ändern sind, selbst wenn sie wissen, dass sie ungesund sind.
Bequemlichkeit: Schnell zubereitete und verarbeitete Lebensmittel sind oft leichter verfügbar und erfordern weniger Zeit und Mühe als frische und gesunde und sind noch dazu vermeintlich günstiger.
Geschmack: Ungesunde Lebensmittel sind für viele Menschen geschmacklich attraktiver als gesunde Alternativen.
Stress und Emotionen: Viele Menschen essen ungesund, um mit Stress, Langeweile, Traurigkeit oder anderen Emotionen umzugehen. Essen kann eine Form von Bewältigung sein.
Soziale Einflüsse: Gesellschaftliche Normen und das Verhalten von Freunden, Familie etc. beeinflussen das Essverhalten. Wenn die Familie ungesund auftischt, isst man mit.
Werbung und Marketing: Aggressive Werbung und Marketingstrategien für ungesunde Lebensmittel sind beeinflussend.
Mangelnde Bildung/Ressourcen: Mangelnde Kenntnisse über gesunde Ernährung und ein erschwerter Zugang zu erschwinglichen gesunden Lebensmitteln sind kontraproduktiv.

Nun liegt der Auftrag auf der Hand: Von klein auf an gesunde Geschmäcker heranführen, denn Kinder, die mit einer abwechslungsreichen Ernährung aufwachsen, entwickeln häufig eine breitere Vorliebe für verschiedene Geschmacksrichtungen, „Meine gesunde Lebensweise" in den

Lehrplan aufnehmen, mit einer Zucker-/Fettsteuer das Konsumverhalten ändern und Werbung für ungesunde Lebensmittel verbieten.

FRAU SCHMIDT

„Habe bis gestern Abend zwei Tage im Dunkeln flachgelegen, zur Toilette ging es nur robbend, um mich zu übergeben, konnte nichts bei mir behalten und hatte das Gefühl, mein Kopf zerplatzt in tausend Einzelteile bei jeder Bewegung. Ich mag nicht mehr."

Ein mustergültiger Migränehilferuf per E-Mail. Weil ich es meiner Kundin ersparen wollte, aufs Display zu schauen, sendete ich ihr eine Audiodatei: „Wenn es Ihnen wieder gut geht, lassen Sie uns telefonieren und reflektieren, wodurch die Attacke ausgelöst wurde. Dann sehen wir weiter."

Ich hatte mit ihr den folgenden Plan ausgearbeitet, nachdem sie mich das erste Mal vor einiger Zeit kontaktiert hatte:

Für einen Tagesablauf mit geregeltem Rhythmus und Ruhephasen sorgen.

Körperliche Überbeanspruchung vermeiden und ausreichend schlafen.

Drei Mahlzeiten pro Tag (davon eine warm!) in Ruhe, spätestens vier Stunden vor dem Zubettgehen die letzte Mahlzeit einnehmen.

Mindestens 1,5 Liter pro Tag trinken.

Keine Fertigprodukte. Konservierungsstoffe meiden.

Histamine meiden (Wurst, Käse, Tomaten, Erdbeeren, Zitrusfrüchte, Schokolade, Rotwein).

Elektronische Medien stark einschränken.

Das Telefon klingelte prompt, entweder, weil es ihr anscheinend in diesem Moment wieder so gut zu gehen schien, dass sie sich im Stande fühlte, zu telefonieren, oder weil die Verzweiflung zu groß war.

„Mein Mann hatte Geburtstag, da gab es Kuchen und abends Fleisch vom Grill, da konnte ich nicht *nein* sagen, Sie wissen ja, wie gern ich esse. Und

Rotwein. Ein Glas aber nur. Ich wollte ja erst nicht, aber dann ... zum Anstoßen und wegen der Feierlichkeiten passte es doch ganz gut."

Oh ja, dass sie gern aß, hatte ich bei unserem Erstgespräch aus ihrem Ernährungsprotokoll herauslesen können. Vor allem tat sie es gern zu jeder Tages- und Nachtzeit, wann immer sie in der Küche stand, und das war wohl oft der Fall.

„Können Sie mir selbst konkret sagen, woran es lag, dass Sie einen Migräneanfall bekommen haben?"

„Ja, ich glaube schon."

„Wollen Sie es mir verraten?"

„Es war wahrscheinlich der Alkohol. Oder?"

„Ja, der kann es gewesen sein. Fällt Ihnen noch etwas ein, können Sie sich an noch etwas aus unserem ersten Gespräch bezüglich Ihres Protokolls erinnern?"

„Chips ... der Zucker aus dem Kuchen ... vielleicht noch das Gegrillte? Die Würstchen?"

„Wow! Ganz genau! Sie wissen ja alles noch! Das ist toll!"

Wir verabredeten, dass sie nun, weil kein weiterer Familienfeiertag bevorstand, mit unserem Plan und ihrem Know-how weitermachen solle.

Natürlich kann Migräne auch durch genetische und neurologische Faktoren, hormonelle Veränderungen und Umwelteinflüsse, wie Wetter, Stress und Schlafmangel, gefördert werden, keine Frage, aber unser Ansatz sollte eine veränderte Ernährung sein, um an dem offensichtlichsten Faktor zu justieren und damit einen Schritt weiterzukommen.

gut	nicht gut
Dinkelbrot	Weizenbrot
Roggenbrot	Müsli mit Zuckerzusatz
Reis	Fertigprodukte
Kartoffeln	Schokolade in jeglicher Form
Honig	Hefeprodukte
selbst gemachte Marmelade aus geeignetem Obst	gewürzte Snacks
Pistazien	Mayonnaise
Kokosnuss	Ketchup
Butter	Dressings
Margarine	Tofu
Schmalz	Ananas
Forelle	Bananen
Seehecht	Birnen
Seelachs	Trauben
Kabeljau	Pflaumen
Barsch	Himbeeren
Eier	Kiwi
Quark	Konservenobst
Milch	Mandarinen
Sahne	Orangen
Joghurt	Avocado
Buttermilch	Aubergine
junger Gouda	Tomaten
	Spinat
	Soja
	Sauerkraut
	Gewürzgurken
	Konservenfisch

	Fisch geräuchert
	Salami
	Mettwurst
	Grillfleisch
	Gyros
	geräuchertes Fleisch
	Hartkäse
	Weichkäse
	Rotwein

MEINE ANOREXIE

Am Abend dieses Tages dachte ich über meine eigene Ernährung nach.

In jungen Jahren litt ich viele Jahre an Magersucht, Anorexie.

Mittlerweile bin ich so sehr auf dem „Gesundheitstrip", dass ich zumindest dieser Krankheit nicht mehr verfallen kann, will und werde, denn Anorexie kann wegen des meist schwerwiegenden Mangels an Nährstoffen viele Organe und Systeme im Körper beeinträchtigen, und genau das ist NICHT meine Mission:

Herz: langsamer Herzschlag, niedriger Blutdruck, Abnahme der Herzmasse, mögliche Folgen: Herzrhythmusstörungen, Herzinsuffizienz oder plötzlicher Herztod.
Gehirn: neurologische Probleme, dazu zählen Gedächtnisstörungen, Konzentrationsstörungen, Verwirrung
Hormonsystem: Ungleichgewicht der Hormone, mögliche Folgen: Störungen des Menstruationszyklus, Unfruchtbarkeit und andere hormonelle Probleme
Muskeln: Muskelschwund, Muskelschwäche
Knochen: Osteoporose, erhöhtes Risiko für Knochenbrüche
Verdauungssystem: Magen-Darm-Probleme (Verstopfung, Verdauungsstörung), erhöhtes Risiko für Magengeschwüre
Niere: beeinträchtigte Nierenfunktion, Nierensteine, Nierenversagen

Als ich 13 Jahre alt war, begann ich mit dem Abnehmwahn.

Meine Mutter kochte sich zum x-ten Mal ihre sogenannte „Wundersuppe", mit der sie mal wieder vier Kilogramm in einer Woche abnehmen wollte. Es war eine Kohlsuppe, von der man angeblich so viel essen konnte, wie man wollte, und dennoch abnahm.

Ich fragte mich nicht nur einmal, wo sie denn abnehmen wollte, für mich war meine Mutter optisch perfekt, nicht zu dick, nicht zu dünn. Deshalb verfolgte ich die kommende Woche gespannt und neugierig.

Natürlich taten die Medien ihr Übriges, mir mit Momenten wie diesen den Startschuss für ein völlig verkorkstes Selbstbild zu geben, die Werbung mit ihren Knackärschen, den immer gut gelaunten Frauen mit den dünnen Beinen, den super aussehenden Männern, die sich nur von den schlanksten Frauen angezogen fühlten. Aber die Spitze des Eisbergs war nicht in Zeitschriften oder Werbeblöcken, sondern in der unmittelbaren Umgebung zu finden: in meiner Familie.

Die Abnehmorgie meiner Mutter traf mich in der Phase, die prädestiniert war, um mein Selbstbild ordentlich ins Wanken zu bringen, mitten in den Anfängen meiner Pubertät. Denn im Alter von 13 Jahren werden Kinder noch stark von ihren Eltern beeinflusst, zwar in veränderter Weise gegenüber jüngeren Jahren, aber dennoch gibt es einige Bereiche, die für das weitere Leben nicht unerheblich sind, zum Beispiel in Bezug auf Werte und Moral.

Wer, wenn nicht die eigenen Eltern spielen eine Rolle bei der Vermittlung von Werten, Moralvorstellungen und ethischen Standards, besonders in diesem Alter?
Auch in Sachen Verhalten und Entscheidungen, trotz des Strebens nach Unabhängigkeit, ist das Abgucken von gesundem Verhalten und gesunden Entscheidungen immens wichtig.
Die Art und Weise, wie Eltern mit ihren Kindern umgehen, hat einen großen Einfluss auf das Selbstwertgefühl und das Selbstvertrauen von Kindern.

Der Erfolg meiner Mutter nach einer Woche gab meinem Vorhaben recht und konnte die langsam entstehende Energie in mir nur anheizen, meine Neugierde stieg ins Unermessliche, sodass ich nun mich und meinen Körper unbedingt testen wollte, wie viele Kilogramm ich in der Lage abzunehmen war.

Die Suppe war gegessen, der Kampf um meinen eigenen Körper eröffnet, und ich wühlte zwecks Nachahmung in den kommenden Tagen heimlich in allen Kochbüchern, die ich zu Hause in den Schubladen der Küchenschränke fand, doch dieses sagenumwobene Rezept blieb mir verwehrt.

Dies tat meinem immer größer werdenden Wunsch jedoch keinen Abbruch, denn wenn meine Mutter abnehmen konnte, wo ich vorher keinen Bedarf gesehen hatte, so wollte ich es auch mit meinen damals 155 cm Körpergröße und 50 kg Körpergewicht.

Der Gedanke nahm mich schnell so stark in Beschlag, dass sich der anfänglich recht schwache Wunsch schnell zum starken Willen wandelte, und ich war mir sicher, dass ich es auch ohne diese Wundersuppe schaffen würde. Die Kohlschwaden, die permanent durch das ständige Aufwärmen der geheimen Brühe in der Luft gelegen hatten, waren mir sowieso mittlerweile zuwider.

So entstand damals mein erster eigener, bewusst geschmiedeter Lebensplan, mein Projekt, meine Vision eines perfekten Körpers, den ich von dem Moment an akribisch verfolgte.

Ich begann mich öfter denn je im Spiegel von allen Seiten zu betrachten und war selbst meine größte Kritikerin. Bis dato hatte ich mich gar nicht großartig um meinen Körper geschert; umso markanter der Einschnitt und Veränderung mit einem Mal.

Meine Essensrationen halbierte ich zunächst, sie minimierten sich aber schnell auf ein Mindestmaß an Nahrung, die man zum Überleben braucht.

Ich wurde Meisterin im Lügen und erfand immer mehr neue Ausreden, um nicht an den gemeinsamen Mahlzeiten mit der Familie teilnehmen zu müssen. Übelkeit, mangelnde Zeit, Lernstress, Müdigkeit, was auch immer. Es half.

Ich trank viel Sprudelwasser, das durch den Gasanteil kurzfristig ein Völlegefühl vermittelte, und teilte mir einen ganzen Apfel und ein dünnes Knäckebrot (selbstverständlich ohne Butter) für einen ganzen Tag ein, wochenlang.

Wenn ich doch mal mehr Hunger hatte, als geplant, log ich oft, dringend für die Schule lernen zu müssen und nahm das Essen mit in mein Zimmer, wo ich Bissen für Bissen kaute und in eine Tüte spuckte, die ich unter meinem Bett versteckt hielt, um sie irgendwann heimlich in den großen

Müllcontainer unweit des Hauses werfen zu können. Das Abbeißen und Kauen stillte meinen Hunger auf wundersame Weise.

Weder lernte ich in meinem Zimmer noch aß ich.

Ich fuhr Strecken mit dem Fahrrad, die ich zuvor mit der Bahn bewältigt hatte, legte mir Inliner zu, mied Rolltreppen und stieg jeden Abend und jeden Morgen auf die Waage, um nach bereits kurzer Zeit Tag für Tag ein Erfolgserlebnis zu erkennen, aber auch, um meinen Essensplan zu erstellen beziehungsweise den bestehenden abzuwandeln, wenn nötig. Wären keine Erfolge sichtbar gewesen, hätte ich entweder das Knäckebrot oder den Apfel weggelassen.

Als die ersten Kilogramm weggehungert waren und die Waage wochenlang auf der Zahl 45 stehen blieb, musste mein Plan geändert werden.

Nachdem das Schlucken von kleinen Wattebäuschen, die den Magen ein wenig füllten, nicht den nötigen Erfolg brachte, fuhr ich in die Apotheke, drehte das Regal mit den Tees, nahm drei Pakete, die ich bezahlte und mit nach Hause nahm, und trank von da an mehrere Male am Tag Abführtees. Vor jedem Stück Apfel, nach jedem Stück Apfel. Ebenso verfuhr ich beim Knäckebrot. Der direkte und schnelle Nahrungsweg vom Mund bis in die Klospülung war der, der mich beruhigte und glücklich machte.

Unbeschreiblich, wie groß mein Glücksgefühl war, als der Tee zum Erfolg führte!

Ich hungerte mich in kurzer Zeit auf sagenhafte 42 Kilogramm.

Und fand mich fett!

Der Spiegel an meinem Kleiderschrank wurde nach der Waage zu meinem zweitbesten Freund – oder Feind. Ich drehte und wendete mich, schaute zumeist meine Rückseite an – besonders meinen Po, der, natürlich verglichen mit denen der Models aus den Zeitschriften, in meinen Augen immer noch zu groß war! Ich wollte noch drei, vier Kilo runterhungern! Mein Po war mein Maßstab. Ich hatte ein festes Bild davon im Kopf, wie er sein sollte, und er war der Körperteil, an dem ich Erfolg und Misserfolg messen konnte.

Die Kommentare meiner Mutter, dass ich „aussehe wie ein Biafra-Kind" oder „Selbst Kleinkinder wiegen mehr", ließen mich kalt, mehr aber, weil ich nicht wusste, was ein Biafra-Kind war, geschweige denn, wie viel ein Kleinkind wog.

Aus dem Mund meines Bruders fiel einmal das Wort „magersüchtig", aber auch das überspielte ich mit gekonnter Gleichgültigkeit, als hätte ich es nicht gehört.

Die fragenden, angeekelten oder mitleidigen Blicke in der Schule vermied ich im Sommer mit weiten Blusen, im Winter mit übergroßen, langen Wollpullovern und weiten Hosen.

Wenn Freunde mich fragten, ob ich mit in die Pizzeria gehen wollte, verneinte ich oft mit diversen Ausreden, bis mich niemand mehr fragte.

Es dauerte nicht lange und ich vereinsamte, aber es war mir egal, mein Ziel, unter die 40-Kilo-Marke zu kommen, brauchte keine Freunde und erst recht keine Nudeln, Salat oder Pizzabrötchen mit Kräuterbutter.

Doch ich schaffte es nicht, ich versagte auf voller Linie, selbst als ich wochenlang nur Tees und Wasser mit Kohlensäure trank und Watte schluckte. Ich kam nicht unter 42 Kilo! Der Körper rebellierte augenscheinlich gegen mein Vorhaben, gab mir aber neuerdings und immer öfter einen knurrenden Magen zu spüren.

Ich begann, eine Packung Eier über den Tag verteilt zu essen, Eier waren für mich wunderbar, um den Hunger zu stillen. Auch Bananen oder zuckerfreie Bonbons waren hervorragend.

Dieses Essverhalten in diesem extremen Maße hielt ich acht Jahre durch. Es war ein riesiges Auf und Ab an Gefühlen. Mal war ich zufrieden, mal unzufrieden, mal hasste ich mich sehr, mal nur wenig, mal wusste ich vor lauter Ambitionen und Ehrgeiz nicht mehr, wohin mit mir, mal war ich frustriert und lustlos. Aber unterm Strich war es immer ein Hinterherlaufen eines nicht zu erreichenden Ziels.

Reden konnte ich mit niemandem darüber, denn es gab niemanden, der mich verstand, der die Beweggründe nachvollziehen konnte, der hätte miteifern wollen.

Das ewige Hungern nahm mir einen großen Teil meines Lebens. Es machte mich mürbe, einsam – aber auch kämpferisch.

Ich wurde zur genialen Lügnerin, ohne Moral und Scham, ohne Achtung vor irgendwem und mir selbst.

Ein Paradoxon wie aus dem Buche: Auf der einen Seite fühlte ich mich großartig mit allem, was ich mit meinem Wunder „Körper" erreichen konnte, auf der anderen Seite belog ich mich und war so respektlos vor mir selbst, dass es jeden hätte schaudern lassen.

Ich fühlte mich während der vielen Jahre sehr oft schuldig, sobald ich etwas aß, sobald ich auch nur einen Anflug von Hunger verspürte. Schuldig meiner Disziplin gegenüber, die mit jedem Gedanken ans Essen oder mit jedem Magenknurren angegriffen wurde und aus der Ruhe gebracht werden sollte. Die gesamte Zeit war von allem geprägt, was jeder gesunde, normale Mensch als belastend empfinden würde: Stress, Dauerhunger, Manie, Einsamkeit.

Mittlerweile ist es zum Glück so, dass ich regelmäßig und sogar recht viel pro Mahlzeit esse, nur esse ich ausgewählt und halte mich größtenteils an die Empfehlungen, die die DGE (Deutsche Gesellschaft für Ernährung) beschreibt, um gesund zu bleiben und möglichst alt zu werden. Ich esse vielfältig, viel Gemüse, weniger Fleisch und Fisch, regelmäßig, sättigend und Mahlzeiten ohne Zucker und nur wenig Mehl.

Ich habe damit meine optimale Ernährung gefunden, die mir wahnsinnig schmeckt, und liebe sie!

Zwar muss ich gerade auch mit zunehmendem Alter immer mehr aufpassen, dass ich den Sport nicht vernachlässige und auch nicht zu viel sündige, aber ich finde es gut, dass ich nicht alles essen kann, ohne dass sich etwas bei mir verändert. Ich kann nicht jeden Tag eine Tüte Chips, Pommes frites mit Mayonnaise oder mehrmals die Woche einen Döner essen, so gern ich das bestimmt hin und wieder tun würde, oder aber ich müsste damit Freundschaft schließen, aus meiner Wunschform zu gehen und viel zuzunehmen, aber genau das möchte ich nicht.

Meinen Kindern, die *nach* der Anorexieodyssee zur Welt kamen, habe ich glücklicherweise eine ganz passable Ernährung angedeihen lassen.

Jeden Morgen vor der Arbeit kochte ich frisch für sie, damit mittags nach der Schule immer etwas da ist, das sie nur aufwärmen müssen. Also kein Convenient Food, kein Junkzeug, alles recht frisch und abwechslungsreich.

Jedoch haben auch wir ein Schrankfach voller Süßigkeiten und Dingen, die ich heute nicht mehr anrühre, weil ich weiß, wie ungesund beziehungsweise nicht hilfreich sie für die Gesunderhaltung sind, wie Brötchen, Weißmehltoast, Marmelade, Nuss-Nougat-Creme, Aufschnitt etc.

Andererseits: Was ist eine Kindheit ohne all das? Ich weiß nicht, ob ich die Schränke komplett anders gefüllt hätte, mit dem Wissen, das ich heute habe. Bestimmt teilweise oder nicht so üppig.

Wichtig finde ich, dass sie jetzt wissen, was eine gute Ernährung ausmacht, wie wichtig Bewegung ist, und ja, das wissen sie alles, sie bekommen es auch hin und wieder von mir vorgebetet, wenn ich wieder in Erinnerung an mein Studium schwelge und ihnen begeistert von meinen Lieblingsorganen, der Leber und der Bauchspeicheldrüse, erzähle.

Seit ich um die grandiose Arbeit dieser beiden Organe weiß, bin ich schwer verliebt in beide. Mehr noch in die Leber, aber um loyal zu sein, nehme ich die Bauchspeicheldrüse in meine Liebeshymne dann doch immer wieder mit auf.

Die Leber ist so ein lebenswichtiges Organ und hat so viele Funktionen, dass mich allein die Menge ihrer Aufgaben tief beeindruckt. Ich glaube, dass die wenigsten wissen, wie wichtig sie für uns ist, wie sehr wir auf sie aufpassen sollten, wie wenig uns daran liegen sollte, uns eine Fettleber anzuessen! (Rund ein Drittel der Erwachsenen hat eine durch Fetteinlagerung vergrößerte Leber, und die Zahl steigt stetig: Bereits jedes dritte übergewichtige Kind ist ebenfalls betroffen. (Quelle: <u>Risikofaktor nichtalkoholische Fettleber- BZfE</u> 28.10.2024)

Die Leber sollte eine eigene Hymne bekommen.

Ich versuche, Sie zu überzeugen: Die Leber verwandelt das, was wir zu uns nehmen, in Energie und reguliert den Blutzuckerspiegel.

Die Aufgabe der Entgiftung kennt bestimmt jeder: Die Leber filtert Giftstoffe, Abfallprodukte und Schadstoffe aus dem Blut, um sie unschädlich zu machen und sie durch den Urin oder die Galle aus dem Körper hinauszubefördern.

Sie produziert Gallenflüssigkeit, die in der Verdauung von Fetten im Darm hilft, und speichert viele Vitamine, Mineralien und Spurenelemente, die, wenn nötig, bei Bedarf freigesetzt werden, um den Körper damit zu versorgen.

Das Organ hilft bei der Blutgerinnung, indem es Gerinnungsfaktoren und verschiedene Proteine produziert, die für den Transport von Substanzen im Blut nötig sind.

Nebenbei reguliert die Leber den Cholesterinspiegel.

Und all das erledigt sie bestenfalls ein Leben lang!

Auch ich die Bauchspeicheldrüse soll nicht unerwähnt bleiben. Mir kam sie während meines Studiums immer wie die kleine Schwester der Leber vor, vielleicht sehen Sie ja auch den einen oder anderen Hinweis dafür: Die Bauchspeicheldrüse ist ein Organ mit verschiedenen lebenswichtigen Funktionen wie Verdauung und Stoffwechsel.

Sie produziert Enzyme, die für die Verdauung von Nahrungsmitteln im Darm benötigt werden. Diese Enzyme werden in den Dünndarm abgegeben und helfen bei der Aufspaltung von Kohlenhydraten, Proteinen und Fetten, sodass sie vom Körper absorbiert werden können.

Die Bauchspeicheldrüse produziert Insulin und Glucagon, zwei Hormone, die den Blutzuckerspiegel regulieren und dafür sorgen, dass der Körper jederzeit genug Energie zur Verfügung hat.

Insulin senkt den Blutzuckerspiegel, indem es die Aufnahme von Glukose in Zellen fördert, während Glucagon den Blutzuckerspiegel erhöht, indem es die Freisetzung von Glukose aus Speichern wie der Leber stimuliert.

Neben der Produktion von Enzymen und Hormonen kontrolliert die Bauchspeicheldrüse andere Verdauungsprozesse, wie die Regulierung des Magensäuregehalts und die Sekretion von Schleim im Dünndarm.

Bei der Betonung der Wichtigkeit allein schon dieser beiden Organe kann man leicht auf den Umkehrschluss kommen: Ist eines der Organe krank, kann es zu schwerwiegenden Erkrankungen kommen, wie Diabetes.

Die Leber ist so ein genügsames Organ, sie meckert nie, zwickt nie, leidet still und leise, bis es zu spät ist, aber sie lässt uns lange Zeit in Ruhe, auch wenn sie kränkelt. Und das tut sie als nichtalkoholische Fettleber bei etwa 30 % der Deutschen. Bei stark Übergewichtigen und Diabetikern sind es sogar 85 %! Ich verfalle bei solchen Zahlen in Mitgefühl für das Organ! Es ackert und schuftet und bekommt die Quittung in Form von ungesunder Ernährung über einen langen Zeitraum.

Dabei ist es so einfach und lecker, alles richtig(er) zu machen. Eine leberfreundliche Ernährung sieht ganz einfach so aus: Ausreichend trinken, viel Obst und Gemüse, nicht zu viele Proteine, ballaststoffreiche Lebensmittel essen und verarbeitete Lebensmittel vermeiden, gesunde Fette verwenden, Alkohol in Maßen oder besser ganz darauf verzichten, moderater Kaffeekonsum.

Gut, Letzteres fällt mir selbst ab und an schwer, aber im Großen und Ganzen ist doch alles leicht in den Alltag einzubauen, oder?

Manchmal denke ich, ich hätte einen Knall, weil ich so sehr von einigen Organen schwärme.

Und ich empfinde tiefes Mitgefühl, wenn ich an die zumeist störungsfreien, lebenslangen Arbeiten der wundervollen Organe und daran denke, was ihnen Tag für Tag angetan wird.

Wenn ich im Supermarkt an der Kasse stehe und sehe, was eine Familie so alles aufs Kassenband packt, könnten mir die Tränen kommen: Größtenteils Schrott für den Körper, Schwerstarbeit für alles, was mit der Verdauung und dem Essen zu tun hat, angefangen von den Zähnen, über den Magen, die Gallenblase, Leber und Darm.

Dabei hoffe ich immer inständig, dass all die Menschen mit einem solchen Warenkorb bitte bald zur Vernunft kommen mögen und sich selbst etwas Gutes tun, dass die Preise der Produkte sich so ändern, dass alles, was ungesund ist, teurer als die gesunden Sachen wird.

Mein ungutes Gefühl zieht sich durch mehrere Abteilungen des Alltags und des Lebens: In meinem Fitnessstudio gibt es einen Wasserspender, den man kostenfrei nutzen kann, daneben drei verschiedene Sorten von Sirup als lieb gemeinten Geschmacksgeber, der aus Zucker und künstlichen Aromen besteht. Viele derer, die dort ein bis zwei Liter Zuckerwasser zapfen, tun dies täglich. Und vor allem: Diese Fitnessfreaks trinken das Zeug morgens um 6 Uhr!

Da frage ich mich immer: Warum setzt man mit diesem Zuckergetränk ein offensichtliches Gegenstück zum Fitnesstraining beziehungsweise warum möchte man seinen Blutzuckerspiegel ständig hochhalten? Auf lange Sicht kann dies das Risiko für zahlreiche ernsthafte Erkrankungen erheblich erhöhen, wie eine Schwächung des Immunsystems, Diabetes-Typ-2, Arteriosklerose, Nierenschäden, von Fettleibigkeit ganz zu schweigen. Gegen eine Gewichtszunahme soll der Sport Wirkung zeigen, alles andere sind aber wirklich ernst zu nehmende, nicht selten eintretende Folgen von zu hohem Zuckerkonsum, und der am Morgen wird nicht der einzige für den Tag sein.

Mittlerweile bin ich auch geschockt, wenn ich durch bestimmte Lebensmittelmärkte schlendere: Die Süßigkeitenpackungen preisen oft mehr

Inhalt für den gleichen Preis an. Ähnliches in der Tierabteilung: In der Fleischkühltheke gibt es mittlerweile XXL-Größen, also die doppelte Menge Fleisch, verglichen mit den Inhalten, die man dort sonst vorfindet.

Es sieht nicht nur sehr befremdlich aus, in einer Monsterpackung zehn große Würstchen nebeneinander zu sehen, es stellt sich dabei doch auch die Frage, warum es keine XXL-Größen bei Gemüse oder Obst gibt, warum nur bei Fleisch und Süßigkeiten?

Die Weltgesundheitsorganisation (WHO) hat verarbeitetes Fleisch als krebserregend eingestuft, insbesondere im Zusammenhang mit Darm-krebs, und durch hohen Gehalt an gesättigten Fetten und viel Salz kann es das Risiko für Bluthochdruck und Herzerkrankungen erhöhen.
Bei einem hohen Verzehr an rotem Fleisch besteht die Gefahr, dass das darin enthaltene gesättigte Fett den Cholesterinspiegel erhöht und das Risiko für Herz-Kreislauf-Erkrankungen steigert.

LÄNGER LEBEN

Als ich an meinem PC saß, um mich mit dem Fall von Frau Schmidt näher zu beschäftigen, rief meine 80-jährige Mutter an. Sie berichtete, dass sie immer mehr stolpere, egal, wo sie lief, ob in der Küche, im Bad, auf den Straßen – ihre Beine schienen nicht mehr so zu wollen, wie sie sollten.

Zunächst beruhigte ich sie, dass darüber wahrscheinlich die meisten Überachtzigjährigen klagten, dann tat es mir aber spontan leid, dass ich das doch wirklich ernste Problem so schnell abzuhandeln versucht hatte. Denn warum sollten alte Menschen dauernd stolpern oder fallen?

Jedes Fallen birgt in sich die Gefahr, wegen eines Oberschenkelhalsbruchs o. ä. ins Krankenhaus zu müssen und im Zweifel nicht wieder (gesund) herauszukommen.

Weil meine Mutter durch den besiegten Lungenkrebs vor wenigen Jahren sowieso schon ständiger Gast in diversen Praxen war, bat ich sie, beim nächsten Hausarztbesuch eine Blutuntersuchung machen zu lassen und ein besonderes Augenmerk auf das Vitamin B12 zu legen. Sollte dieses zu niedrig sein, solle doch bitte ihr Arzt ein Supplement mit einer Einnahmeempfehlung verschreiben, angepasst an ihren Mangel.

Vitamin B12 spielt eine nicht unerhebliche Rolle bei der Gesundheit des Nervensystems (und der Bildung roter Blutkörperchen). Ein Mangel kann zu verschiedenen neurologischen (und hämatologischen) Störungen führen, die wiederum die Funktion der Beine beeinträchtigen können.

„Man kann mit einem ausgeglichenen B12-Spiegel Nervengesundheit, Koordination und Muskelkraft verbessern.", sagte ich ihr hoffnungsfroh.

„Ach du wieder", hörte ich sie sagen. „Wahrscheinlich habe ich nur nicht genug geschlafen."

„Wenn du es besser weißt, warum erzählst du es mir dann?"

„Ach, egal", tat sie es ab, wie in den letzten 50 Jahren schon so oft.

Zu meinem Erstaunen fuhr sie fort, normalerweise war bislang immer nach einem Satz, der mit „Ach!" begann, das Gespräch beendet.

„Warum sollte ich auf meine letzten Tage auch so große Anstrengungen starten, ich habe die vielen Arztbesuche eh schon lange satt."

„Vielleicht lebst du ja weitere zehn Jahre und kannst sie gesünder als bislang genießen, wenn du mal anfängst, dich besser zu ernähren, die ständigen Schnitzel, Pommes frites und die Nougatschokolade am Abend weglässt, statt sechs Tassen Kaffee auch mal 1,5 Liter Wasser trinkst. Dann lohnt es sich auch, dein Blut zu untersuchen und eventuelle Schwachstellen auszugleichen, denn dann wirst du älter, als du denkst, und wenn du nicht älter werden möchtest, dann gestalte deine restliche Zeit doch wenigstens gesünder."

Hier war das Thema durch ihre lange, stumme Antwort beendet.

Dass man durch Ernährung länger und gesünder leben kann, steht fest, und ich hatte ihr schon vor Jahren davon erzählt. Aber mit ihren vielen Leiden und der voranschreitenden Erblindung und körperlichen Schwäche hatte sie keine Lust, länger als nötig auf der Welt zu bleiben.

Dennoch betete ich es ihr erneut herunter, weil ich es ja selbst interessant fand und anderen unterstelle, ein ähnliches Interesse zu haben.

Ich empfahl ihr, mehr Hülsenfrüchte zu essen, Bohnen, Linsen, Erbsen, nicht nur wegen des hohen Protein- und Ballaststoffanteils, sondern weil man ihnen positiven Einfluss auf Herz-Kreislauf-Erkrankungen zuschreibt.

Und auch mehr grünes Gemüse wie Brokkoli und Spinat, wegen des hohen Gehalts an Vitamin C, der vielen Mineralien und Antioxidantien, die gut für Knochen und das Immunsystem sind.

Nüsse und Samen sowie Vollkornprodukte standen noch nie auf ihrem Speiseplan, dabei sind die Fette, Proteine, Vitamine und Mineralien daraus toll für Blutzucker und Herz.

Sie hörte zwar zu, zeigte aber kein Interesse, meine Vorschläge und Tipps umsetzen zu wollen.

Mein Unverständnis schlug Purzelbäume und sah sie schon wieder regelmäßig Schnitzel, Pommes frites und Süßigkeiten essen.

BERATUNG ARTHROSE

Frau Schulze

Es meldete sich Frau Schulze, 58 Jahre alt, seit zwölf Jahren von Schmerzen in sämtlichen Gelenken geplagt: Bewegungsschmerzen, Schwellungen, das ganze Programm einer in diesem Ausmaß viel zu lang ausgehaltenen Arthrose.

Mir schoss in den Kopf, kürzlich gelesen zu haben, dass es in Deutschland acht Millionen arthrosegebeutelte Menschen gibt. Etwa jeder Zehnte ist also betroffen.

Frau Schulze erzählte, dass sie manchmal nicht greifen könne, so sehr schmerzten ihre teilweise über Stunden versteiften Fingergelenke.

Einen Unfall hatte sie nie, eine Fehlstellung wohl auch nicht, somit konnten wir zwei mögliche Ursachen für die Schwere und das Leiden ausschließen.

Arthrose ist eine Erkrankung der Gelenke, dabei wird Knorpel abgebaut. Knorpel liegt als flexible Schicht an den Enden von zwei Knochen, die ein Gelenk bilden, und fungiert als Schutz. Ein gesunder Knorpel verhält sich ähnlich wie ein Stoßdämpfer: Er wird unter Belastung zusammengedrückt und dehnt sich bei Entlastung aus.

Bei einer Arthrose verschleißt allmählich der Knorpel im Gelenk und wird rau. Die Folge kann sein, dass kleine Knorpelstücke abgelöst werden. Im fortgeschrittenen Stadium reiben die Knochen aneinander, was teilweise enorme Schmerzen verursacht.

Weil Übergewicht ein Risikofaktor für das Entstehen von Arthrose ist, fragte ich Frau Schulze nach Körpergröße und Gewicht, um eine grobe Einschätzung zu bekommen, bis wir uns das erste Mal sehen würden, und sie beantwortete mir die Frage damit, dass ihr Hausarzt ihr schon geraten hatte, zehn Kilogramm abzunehmen. Dies wollte ich selbst in Augenschein nehmen, auch, ob viel offensichtliches Bauchfett im Spiel war.

Jedes zusätzliche Kilo belastet die tragenden Gelenke unnötig: Beim Gehen müssen die Knie sowieso schon das 2,5-Fache des Körpergewichts abfedern, beim Hinabsteigen einer Treppe sogar das 3,5-Fache.

Zusätzliches Bauchfett trägt zu einer systemischen Entzündung bei, einer Entzündungsreaktion im Körper, die nicht auf einen lokalen Bereich beschränkt ist, sondern sich auf das gesamte System bezieht, die auch den Knorpel schädigen kann.

Ich war also gespannt auf meine neue Klientin und freute mich auf das erste Treffen.

Frau Schulze kam zu mir mit einigen Kilogramm Übergewicht (auch am Bauch), einem bereits hervorragend ausgefüllten Ernährungsprotokoll, dessen Vorlage sie von einer Freundin bekommen hatte, einem hoffnungsvollen Gesichtsausdruck, die Augen leuchteten, während sie mir vorsichtig die Hand gab, ich bat sie herein, und sie freute sich sichtlich, mit dem Besuch bei mir einen neuen Strohhalm zu greifen.

Nachdem sie mir ihre, wie sie es nannte, „normalen" Ernährungsgewohnheiten und ihre gesamte Leidensgeschichte dargelegt hatte, angefangen von den Gelenkschwellungen (daher auch das vorsichtige Händeschütteln) und Steifheitsgefühlen über die jahrelange Therapie, die sie von ärztlicher Seite erhalten hatte, kamen wir zu meinen Lieblingsgebiet, in dem ich ihr mitteilte, dass wir ihre Arthrose in zwei maßgeblichen Punkten angehen würden, sollte sie nach unserem Erstgespräch noch gewillt sein, mit mir zusammenzuarbeiten: Ernährung und Bewegung.

Nach einem kurzen Blick auf ihr Ernährungsprotokoll fiel mir immer wiederkehrendes Junkfood auf: Pizza, Burger und Tiefkühlfertigessen, und noch dazu viel zu viel Nahrung an jedem einzelnen Tag.

Als ich sie nach Betrachten dieses Protokolls mit einem skeptischen, geschockten und fragenden Blick ansah, rechtfertigte sie die vielen Essenseinheiten, ohne dass ich etwas sagen musste, mit: „Ich habe eben immer wieder Hunger!" Na klar, hatte sie den, denn Junkfood vertreibt das echte Hungergefühl.

JUNKFOOD

Junkfood, stark verarbeitete, nährstoffarme Lebensmittel mit einem viel zu hohen Fett-, Zucker- und Salzgehalt (erhöhtes Risiko für Herz-Kreislauf-Erkrankungen) und raffinierten Kohlenhydraten, versorgt den Körper nur mit leeren Kalorien und wenig Nährstoffen. Es löst einen sehr schnellen Anstieg des Blutzuckerspiegels aus, der wieder schnell nach unten rast, was zur Folge hat, dass sich Menschen hungrig und energielos fühlen.

Mehr noch: Die im Junkfood enthaltenen Zusatzstoffe und Geschmacksverstärker sind oft dafür verantwortlich, dass die Gelüste sich eher nach diesen hochverarbeiteten, geschmacksintensiven Lebensmitteln als nach natürlichen, nährstoffreichen, gesunden Lebensmitteln sehnen.

Das kann dann alles dazu führen, dass der natürliche Hunger- und Sättigungszyklus gestört wird. Ein Teufelskreis: Man fühlt sich zwar zunächst satt, aber aufgrund des Nährstoffmangels und der schnellen Verdauung dieser Lebensmittel kann der Körper nicht die erforderlichen Nährstoffe erhalten, um seine Funktionen optimal auszuführen. Weil der Körper nicht dumm ist und weiter nach Nährstoffen sucht, um seine Arbeit zu leisten, täuscht er Hunger vor, damit ihm hoffentlich endlich das Richtige geliefert wird.

Eine Unterversorgung mit Nährstoffen (nebst Schlafmangel, Stress oder emotionalen Auslösern) führt im Übrigen auch zu Heißhungerattacken.

Ich plante ihre bisherige „normale" Ernährung, wie sie es nannte, auf eine entzündungshemmende zu ändern und damit hoffentlich sieben, acht Kilogramm schmelzen lassen zu können, denn die hatte sie mindestens zu viel, und ein weiteres Augenmerk auf ihre Bewegung zu legen.

„Was darf ich dann noch essen?"

„Fette Fische, viel Gemüse, Vollkorngetreide, Hülsenfrüchte, Pilze, Nüsse, Beeren, zuckerarmes Obst, gute Öle, Leinöl oder Weizenkeimöl."

Sie horchte auf.

„Also esse ich wie ein Braunbär? Es ist mein Lieblingstier! Letztes Jahr in Kanada haben wir viele Braunbären gesehen, und die essen so."

„Exakt!"

Ja, wie ein Braunbär, ich sag's ja: Wie die Tiere!, und würde es wildwachsende Hülsenfrüchte geben, würden Bären diese bestimmt auch essen.

„Um es bei der Auswahl der Menge einfach zu halten, gehen Sie vorerst nach der Tellermethode vor. Sie teilen den Teller in vier Teile, darauf kommen nun immer mindestens 50 % Gemüse, dies soll die Grundlage jeder Mahlzeit sein, 25 % Eiweiß, was lange satt hält und den Knochen- und Muskelaufbau unterstützt, sowie 25 % Kohlenhydrate, wobei darauf geachtet werden soll, ballaststoffhaltige Kohlenhydrate zu wählen, die den Blutzuckerspiegel stabil halten und so für einen konstanten Energielevel sorgen."

Ich malte es ihr auf und vertiefte alles noch ein wenig, indem ich ihr den Nutzen und die wertvollen Inhaltsstoffe mehrerer Gemüse- und Obstsorten erklärte.

Die Tellermethode habe ich gewählt, weil es eine leicht zu verstehende Methode für die Portionskontrolle ist, die relativ einfach sicherstellt, dass man ausgewogen isst. Mir war wichtig, dass Frau Schulze meine ans Herz gelegte Ernährung als eine der Gesundheit und Gesundung zuträgliche ausgewogene Ernährung mit viel Obst und Gemüse, magerem Eiweiß und Vollkornprodukten verstand.

Ich fragte, ob sie schon einmal vom Intervallfasten gehört habe, was das Abnehmen beschleunigen könne, sie bejahte, wollte es aber erst einmal ohne versuchen.

Meinem Tipp für mehr Bewegung, um Muskulatur und Knorpel zu stärken, mit regelmäßigen Kraftsportübungen oder Kranken- und Wassergymnastik, die besonders gelenkschonend ist, stand sie erst kritisch gegenüber,

„Sie sei nicht so der Sportmensch", willigte dann aber doch mit einem kleinen Versprechen (an mich) ein, sich darum zu kümmern.

Ich bat sie, für weitere zwei Wochen ein Ernährungsprotokoll zu führen, um selbst sehen zu können, ob sie unserer Vereinbarung Folge leistete oder nicht.

Und so sah die Abmachung aus:

gut	nicht gut
Vollkornbrot, Vollkornprodukte	Weißmehlprodukte
Zartbitterschokolade ab 85 %	Croissant
Apfel	Frittiertes
Aprikosen	Pommes frites
Brombeeren	Kroketten
Erdbeeren	Pfannkuchen
Heidelbeeren	Süßigkeiten
Himbeeren	süße Snacks
Kiwi	Obstkonserven
Sauerkirschen	gesalzene Nüsse
Orange	Margarine
Pflaume	Mayonnaise
Wassermelone	Sahne in jeglicher Form
bitteres Gemüse	paniertes Fleisch
Kohl	Schweinefleisch
Gurke	Bauchspeck
Möhren	Alkohol
Spinat	
Radieschen	
Zucchini	
Pilze	
fetter Fisch	

Nüsse	
gute Öle	

Ich versprach ihr, dass es ihr nach einiger Zeit besser gehen würde, sie müsse sich nur an den Plan halten.

ERNÄHRUNGSPROTOKOLL

Ernährungsprotokolle nutze ich aus zwei Gründen:

1. Ich sehe recht schnell, wo man justieren sollte.
2. Der Klient bekommt selbst vor Augen geführt, wie viel er wovon täglich zu sich nimmt.

Ich empfehle es jedem Klienten und nutze es als Werkzeug, um den Einstieg in eine gute Beratung zu liefern.

Meist bekommen meine Klienten durch das Arbeiten an einem Ernährungsprotokoll viel mehr und vor allem die nötige Motivation und Verantwortlichkeit, positiv auf ihren Lebensstil einzuwirken, weil es immer besser ist, etwas zu sehen oder zu lesen, als sich abends im Gedächtnis das Essen beziehungsweise die Portionen des Tages nur gedanklich hervorzuholen.

Wenn ich einen Schaden am Auto sehe, ist die Reaktion angemessener und realistischer, als wenn ich nur davon höre.

Ein Nebeneffekt stellt sich manchmal ebenfalls ein: Sie essen strukturierter, denn bei sehr vielen Mahlzeiten über den Tag verteilt sehen einige Klienten selbst die Notwendigkeit, die Anzahl der Mahlzeiten zu verringern und so dem Essen feste Zeiten einzuräumen, sodass weniger Zeit für ein Hungergefühl zwischendurch bleibt. Und fertig ist eine Struktur.

CHEAT DAYS

Herr Müller rief mich zwischendurch an und verteufelte das vergangene Wochenende, weil er an beiden Tagen „gesündigt" habe, alles, was er gefunden hatte, lag bis zum Ende des Tages in seinem Bauch.

Ich beruhigte ihn in seiner Aufregung erst einmal und versicherte ihm, dass dies ja noch nicht das Ende der Fahnenstange bedeuten würde, wir es bestimmt noch einmal auf den richtigen Weg bekämen, und neutralisierte diesen Rückschlag, wenn auch widerwillig; ich hätte ihn gern ein wenig konsequenter gesehen, aber was sollte ich machen.

Klar, hin und wieder kann man mal einen „Sündentag" einlegen, man sollte aber der Typ dazu sein, ehrgeizig, der dann ohne Probleme wieder den eigentlichen Weg einschlagen und weitergehen kann, dem eine Unterbrechung einer neu zu etablierenden Gewohnheit nichts anhaben kann.

Dann können die sogenannten Cheat Days sogar psychologische Vorteile haben, denn sie ermöglichen eine gelegentliche Belohnung und entspannen eventuell die Arbeit mit einer Umstellung ein wenig.

Herr Müller war eher nicht dieser Typ. Bei ihm bestand die Gefahr mit seinen Cheat Days die Bemühungen zur Kalorienreduktion zunichtezumachen und die Gewöhnung an kleinere Portionsgrößen und eine gesündere Ernährung zu behindern. Zudem hatte ich die Befürchtung, dass er in alte Essgewohnheiten zurückfallen und das Ziel aus den Augen verlieren könnte.

Wir beschlossen gemeinsam, keine Cheat Days mehr zuzulassen, sondern stringent an der Ernährungsumstellung festzuhalten. Dazu empfahl ich ihm, die Lebensmitteleinkäufe an die gewünschte Ernährung anzupassen, also keine Süßigkeiten und Fertigprodukte mehr zu kaufen.

Zu diesem Thema fällt mir ein abgeschlossener Fall eines ehemaligen Klienten ein, der sich wunderte, dass er trotz strengem Willen und Wunsch keine Ernährungsumstellung, die ihm zugutekommen sollte, einhalten könne. Immer wieder müsse er von vorn anfangen, weil er das Ziel aus den Augen verloren habe.

Ein gewünschtes zweites Ernährungsprotokoll offenbarte mit einem Blick, warum er immer wieder von seinem Wunschweg abgekommen war: Es waren die Cheat Days! Und es gab nicht nur einen im Monat oder alle zwei Wochen mal einen Tag mit allem, was das „alte Herz" begehrte, nein, jeder Sonntag wurde zu einem Ausnahmetag erklärt. Kein Wunder also, dass die Konsequenz des Vorhabens, Gewicht zu verlieren, sehr schnell auf der Strecke geblieben war.

ACHTSAMKEIT

Ich stelle mir manche Klienten bildlich vor, wenn sie mir von ihren „schwarzen" Tagen berichteten, an denen sie sich nicht an die Vereinbarungen mit mir beziehungsweise mit sich selbst halten konnten und den Kühlschrank leer schaufelten, als gäbe es kein Morgen. Manche bestätigten mir peinlich berührt, dass es manchmal ein reines Lustessen war.

Das genussvolle Essen, das achtsame „Im-Moment-Sein", egal ob beim Spaziergang im Wald oder beim Essen, sollte wieder gelernt werden. Essen und im Smartphone lesen, während man die nächsten Termine im Kopf durchgeht, kommt nur einer Sache zugute: dem Stress.

Der Cheat-Day-Klient von damals, den ich zum Glück erfolgreich aus meiner Beratung entlassen konnte, hat nebenbei ein Achtsamkeitstraining absolviert, mit dem Ziel, sich einfacher und besser auf den gegenwärtigen Moment zu konzentrieren.

Ich muss zugeben, dass mir das überstrapazierte Wort Achtsamkeit schnell auf den Geist ging, weil ich es als zu outriert und auch als zu unkonkret definiert empfinde, weil jeder seine eigene Meinung und Herangehensweise dazu hat. Manch einer in meiner näheren Umgebung sieht es zum Beispiel als achtsam an, den Gelüsten des Rauchens nachzugehen, wann immer sie auftreten, was ich befremdlich finde, weil Rauchen bekanntermaßen nicht der Gesundheit dient.

Aber weil Achtsamkeit eine Praxis ist, die sich bei gesunder, konkreter und wertschätzender Definition seinem eigenen Ich gegenüber bereits bei vielen Menschen positiv ausgewirkt hat, schwenkte ich um und sah dies als eine Möglichkeit von vielen, um ruhiger und gelassener zu werden und schneller einen gesünderen Lebensweg einzuschlagen. Denn man merkt mit Achtsamkeit zum Beispiel schneller, dass man satt ist, als wenn man neben dem Essen noch zig andere Dinge erledigt.

Besonders Stress kann mit Achtsamkeit besser bewältigt werden.

Studien (z. B. Goldberg et al. 2018) haben gezeigt, dass regelmäßige Achtsamkeitspraktiken die Symptome von Angstzuständen, Depressionen und anderen psychischen Erkrankungen deutlich reduzieren können. Wenn man seine Gedanken und Emotionen bewusst beobachtet, kann man eine gesündere Einstellung zu ihnen entwickeln und negative Denkmuster ausschließen.

Und mittlerweile empfehle ich es all meinen Klienten in der Ernährungsberatung, weil Achtsamkeitstraining auch positive Auswirkungen auf die körperliche Gesundheit haben kann, weil es durch die Entlastung und Entwirrung der vielen Gedanken blutdrucksenkend wirkt, das Immunsystem stärkt und die Schlafqualität verbessert, denn bei klarem Blick auf die Bedürfnisse des Körpers und daraus resultierender bewussterer Ernährung kann man einen gesünderen Lebensstil fördern und lieben lernen.

SCHMIDT – MÜLLER – SCHULZE

Meine drei Klienten schlugen sich mittelprächtig bis sehr gut.

Frau Schmidt hatte nach drei Wochen den Dreh heraus, hielt sich sehr konsequent an den Ernährungsplan und bewegte sich nach anfänglichen Zweifeln regelmäßig vier Mal pro Woche. Sie kaufte sich eine „eigentlich ja viel zu teure" Eintrittskarte für das Schwimmbad und besuchte die jungen, netten Bademeister zwei Mal wöchentlich, fuhr an einem Tag der Woche alle Erledigungen mit dem Fahrrad ab und schloss sich einer Walkinggruppe für sonntägliche Runden an.

Die Migräne verbesserte sich so, dass sie nur noch ein bis zwei Attacken pro Monat mit einer Dauer von zwei bis drei Tagen verzeichnen musste, die aber mit der Medikation des Arztes erträglich waren, also alles in allem ein sehr guter Erfolg.

Herr Müller brauchte einige Anläufe, nachdem er immer wieder in Essanfälle zurückgefallen war, die er nicht unter Kontrolle zu haben schien. Ich bat ihn bei auftretendem, unerwünschtem Hunger um Ablenkung. „Gehen Sie spazieren oder räumen Sie Ihren Keller auf, fegen Sie die Garage. Lenken Sie sich ab und putzen Sie sich vorher die Zähne."
Das schien ihm zu helfen, er ging viel öfter als sonst spazieren und nahm ab Mitte des laufenden Jahres seine Lebensgefährtin mit, die ihn nicht nur dabei unterstützte, sondern sich auch, nachdem sie aus 420 Kilometern Entfernung zu ihm gezogen war, als gute Kritikerin und Mahnerin erwies und ihn, so oft es ging, zurück auf den rechten Weg beförderte.
Dies trieb mir fast die Tränen in die Augen, denn der einst allein lebende Herr Müller hatte nun soziale Unterstützung und eine offensichtlich gute Beziehung, die für sein körperliches und psychisches Wohlbefinden hilfreich waren.

Es gibt Studien (Holt-Lunstad J, Smith TB, Layton JB. Social Relationships and Mortality Risk: A Meta-Analytic Review. PLoS Medicine. 2010;), die zeigen, dass Menschen mit stabilen sozialen Beziehungen eine niedrigere Sterblichkeitsrate und ein geringeres Risiko für chronische Erkrankungen, wie Herz-Kreislauf-Erkrankungen, haben, wohingegen Einsamkeit und soziale Isolation ein erhöhtes Risiko für Bluthochdruck, Entzündungen und ein geschwächtes Immunsystem darstellen. Durch den guten Einfluss seiner Partnerin auf seinen Lebensstil war ich mir recht sicher, dass seine körperliche Gesundung immens davon profitieren würde.

Frau Schulze erfuhr, einige Kilogramm leichter, eine sehr gute Linderung ihrer Arthrosesymptome, war jedoch weiterhin, und ich hatte nichts anderes erwartet, auf die gute Einstellung ihrer Medikamente seitens ihres Arztes angewiesen. Im Großen und Ganzen jedoch war sie glücklich, es so weit geschafft zu haben, so viel Disziplin aus sich herausgekitzelt haben zu können, von der sie vorher nichts gewusst hatte.

Allen gemein war, dass sie die Begriffe „Motivation" und „Disziplin" neu für sich entdeckt hatten, und allein das war schon Grund genug, zufrieden mit sich und diesen Errungenschaften zu sein. Und dass sie mit dem Startschuss für mehr Bewegung automatisch mehr Bereitschaft verspürten, sich generell einen gesünderen Lebensstil anzueignen, fanden alle drei motivierend.

Sie waren und sind auf dem richtigen Weg.

Das macht mich sehr glücklich und wahnsinnig stolz.

ALARM

Zum Ende möchte ich gern nochmals Alarm schlagen.

Dies mache ich, indem ich Ihnen die folgenden Dinge mitgebe:

Die Zahl übergewichtiger Kinder, die die Diagnose einer nichtalkoholischen Fettlebererkrankung bekommt, steigt alarmierend an!

Mittlerweile leidet in Deutschland mehr als ein Drittel dieser Kinder daran. Ursprünglich betraf die Lebererkrankung vorwiegend Erwachsene. Mittlerweile sind aber immer mehr Kinder und Jugendliche mit Übergewicht betroffen, was ernsthafte gesundheitliche Folgen haben kann, sowohl kurz- als auch langfristig.

Eine chronische Entzündung der Leber kann langfristig zu einer Fibrose führen. In schweren Fällen kann sich daraus eine Zirrhose entwickeln, bei der die Funktion der Leber erheblich eingeschränkt wird. Kinder mit einer Fettleber haben ein höheres Risiko, Typ-2-Diabetes zu entwickeln, weil eine Fettleber oft mit einer Insulinresistenz verbunden ist. Ein erhöhtes Risiko für die Entwicklung von Herz-Kreislauf-Erkrankungen im späteren Leben ist ebenso möglich, denn es gibt einen Zusammenhang zwischen Fettleber, erhöhten Blutfettwerten und Bluthochdruck. Im schlimmsten Fall kann eine unbehandelte und fortgeschrittene Fettlebererkrankung das Risiko für Leberkrebs erhöhen.

Die Lösung dagegen lautet: Die Ernährung sollte auf zuckerarm umgestellt und es sollte mehr Sport getrieben werden.

Die Zahl der Darmkrebserkrankungen bei Kindern und Jugendlichen nimmt zu. Je jünger die Betroffenen sind, desto höher ist der prozentuale Anstieg. Zucker und verarbeitete Lebensmittel können Gründe dafür sein.

Die Lösung dagegen lautet: Eine darmgesunde Ernährung sollte verfolgt und Bewegung integriert werden.

Immer mehr Kinder und Jugendliche erkranken an Diabetes-Typ-2.

Weil der Grund falsche Ernährung und zu wenig Bewegung heißt, liegt die Lösung nah: gesunde Ernährung und ausreichende Bewegung.

ZUSAMMENFASSUNG

Ernährung

Für eine ausgewogene, gesunde Ernährung kann man sich an die Deutsche Gesellschaft für Ernährung (DGE) halten. Sie empfiehlt die sogenannte „Ernährungspyramide":

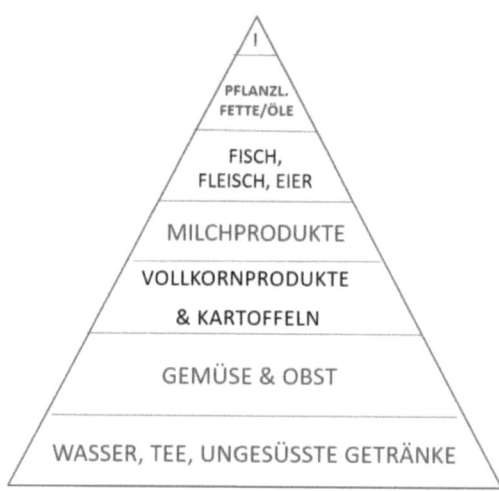

Die mengenmäßig zu bevorzugenden Nahrungsmittel bilden die Basis der Pyramide, die Spitze die Lebensmittel, die nur in geringer Menge verzehrt werden sollten.
In der Spitze sind zum Beispiel Transfette, Fast Food, Süßigkeiten und Alkohol enthalten. Je weiter man nach oben geht, desto geringer wird die empfohlene Tagesmenge.

Viel Obst und Gemüse: Es sollten täglich mehrere Portionen Obst und Gemüse verzehrt werden, um wichtige Vitamine, Mineral- und Ballaststoffe aufzunehmen.

Vollkornprodukte und Kartoffeln: Vollkornprodukte, wie Vollkornbrot, Vollkornnudeln und Haferflocken, sowie Kartoffeln sind wesentliche Quellen für komplexe Kohlenhydrate, Ballaststoffe und Vitamine.

Milch und Milchprodukte: Täglich sollte zwei bis drei Portionen für die Aufnahmen von Calcium, Eiweiß und Vitaminen zugeführt werden.

Fisch, Fleisch und Eier: Eine bis zwei Portionen Fisch sollten pro Woche gegessen werden, Fleisch und Wurstwaren nur in Maßen. Fisch, Fleisch und Eier sind wichtig für die Deckung des Bedarfs an Proteinen, Eisen und Omega-3-Fettsäuren.

Pflanzliche Öle und Fette: Gut sind hochwertige pflanzliche Öle, wie Oliven-, Raps- oder Walnussöl.

Flüssigkeit: Es sollte ausreichend getrunken werden, am besten Wasser oder ungesüßte Getränke, wie Kräutertees.

Zucker und Salz: Zucker- und salzreiche Lebensmittel sollten nur in Maßen zu sich genommen werden.

Alkohol: Hier ist ein kompletter Verzicht empfohlen.

Laut der „Burden of Disease Study" gibt es **14 Ernährungsfehler**, die man vermeiden sollte:

- zu wenig Obst
- zu wenig Gemüse
- zu wenig Vollkorn
- zu wenige Nüsse und Samen
- zu wenig Milch
- zu wenig Omega-3-Fettsäuren
- zu wenige Ballaststoffe
- zu wenige mehrfach ungesättigte Fettsäuren
- zu viel rotes Fleisch
- zu viele Wurstwaren

- zu viele zuckerhaltige Getränke
- suboptimale Kalziumversorgung
- zu viele Transfette
- zu viel Salz

FAKTENSAMMLUNG

Transfette: Pommes, Kartoffelsalat, Chips etc.

Der Pro-Kopf-Verbrauch stieg nach vorläufigen Angaben des Bundesinformationszentrums Landwirtschaft (BZL) auf nahezu 38 Kilogramm.
Höchster Verbrauch von Pommes und Co. seit 1990/1991. Im Wirtschaftsjahr 2022/2023 verbrauchten die Deutschen vier Kilogramm weniger Speisefrischkartoffeln als im Vorjahr. Pommes, Kartoffelsalat, Chips und Co. lagen hingegen im Trend. Der Pro-Kopf-Verbrauch stieg nach vorläufigen Angaben des Bundesinformationszentrums Landwirtschaft (BZL) auf nahezu 38 Kilogramm. Ernteeinbußen aufgrund von Hitze und Trockenheit ließen die Kartoffelerzeugung um 5,6 % sinken. Laut neuer BZL-Versorgungsbilanz lag der Selbstversorgungsgrad dennoch bei 147 %.

www.ble.de/SharedDocs/Pressemitteilungen/DE/2023/231117_Kartoffelverbrauch.html, 28.10.2024

Zucker

In Deutschland bezifferte sich der Pro-Kopf-Verbrauch von Zucker im Jahr 2022/2023 auf rund 32,2 Kilogramm – dies entspricht einer täglichen Menge von rund 91 Gramm.

https://de.statista.com/statistik/daten/studie/175483/umfrage/pro-kopf-verbrauch-von-zucker-in-deutschland/#:~:text=In%20Deutschland%20bezifferte%20sich%20der,Menge%20von%20rund%2091%20Gramm, 28.10.2024

Salz

Die Deutsche Gesellschaft für Ernährung (DGE) empfiehlt Erwachsenen, täglich nicht mehr als 6 g Salz zu sich zu nehmen. Die geschätzte tägliche Salzaufnahme liegt bei Frauen im Schnitt bei 8,4 g und bei Männern bei 10 g. 50 % der Männer und 38,5 % der Frauen nahmen sogar täglich mehr als 10 g Salz auf. Die Salzaufnahme der Erwachsenen in Deutschland liegt damit deutlich über den Empfehlungen der DGE.

https://www.bmel.de/DE/themen/ernaehrung/gesunde-ernaehrung/degs-salzstudie.html, 28.10.2024

Süße Getränke

Im Jahr 2023 lag der Pro-Kopf-Verbrauch von Erfrischungs-/Softgetränken (Limonaden, Schorlen, Energie- und Teegetränke, Fruchtsaftgetränke und andere Erfrischungsgetränke, Wasser nicht miteinberechnet) in Deutschland bei fast 125 Litern. Damit lag der Pro-Kopf-Konsum um 2,8 % höher als im Vorjahr.

https://de.statista.com/themen/6511/softdrinks/, 28.10.2024

Fleisch und Wurst

Insgesamt wurden in Deutschland im Jahr 2022 rund 25 Kilogramm Wurst und sonstige Fleischerzeugnisse pro Kopf verzehrt

https://de.statista.com/statistik/daten/studie/163791/umfrage/pro-kopf-konsum-von-wurstwaren-und-sonstigen-fleischerzeugnissen-in-deutschland/#:~:text=Insgesamt%20wurden%20in%20Deutschland%20im,etwa%206%2C2%20Kilogramm%20Br%C3%BChwurst, 28.10.2024

Bewegung

Empfohlen werden mindestens 150 Minuten moderate aerobe Aktivität pro Woche oder mindestens 75 Minuten intensive aerobe Aktivitäten pro Monat oder eine Kombination aus beidem mit mindestens zwei Tagen pro Woche Muskeltraining für alle großen Muskelgruppen.

Zusätzliche gesundheitliche Vorteile ergeben sich durch eine Steigerung der Aktivität auf 300 Minuten moderate Intensität pro Woche oder 150 Minuten hoher Intensität pro Woche.

Gewohnheiten

1. Zielsetzung: Je klarer das Ziel, desto höher die Motivation. Die gewünschte Gewohnheit sollte genau definiert werden (mit der Frage nach dem „Warum").

2. Kleiner Start: Ruhig klein starten, mit kleinen Schritten beginnen und nach und nach steigern, wenn die Gewohnheit sich zunehmend gefestigt hat.

3. Alte Gewohnheit überschreiben: Einfacher, als alte Gewohnheiten zu löschen, ist es, diese mit neuen zu „überschreiben".

4. Erfolge vor Augen führen: Stellt man sich vor, wie man die neue Gewohnheit ausführt und wie es sich anfühlt, damit erfolgreich zu sein, wird oft automatisch die Motivation gesteigert und das „Dranbleiben" erleichtert.

5. Belohnungen: Nach Fortschritten in Richtung der gesetzten Ziele ist es wichtig, sich selbst zu belohnen. Es kann helfen, die neue Gewohnheit beizubehalten.

6. Geduld: Immer geduldig und ruhig bleiben, auch wenn man mal nicht so konsequent bleibt, wie gewünscht. Es braucht Zeit, um eine neue Gewohnheit zu etablieren.

7. Plan: Ein konkreter Plan, am besten in Schriftform, kann helfen, fokussiert zu bleiben und Ablenkungen zu minimieren.

8. Unterstützung: Wenn Freunde und Familie von den gesetzten Zielen wissen, kann allein das Wissen um die Eingeweihten helfen, zielgerichtet weiterzumachen, denn sie können im Zweifel mahnen, aber auch loben und ermutigen.

Motivation

Intrinsisch: Der Fokus liegt auf der Freude am Tun selbst.

Extrinsisch: Hier liegt der Fokus auf Belohnungen oder Anerkennung von außen.

Motivation kann eine Herausforderung sein, aber bitte nicht verzweifeln – es gibt gute Methoden, um dranzubleiben:

1. Zielsetzung: Das Definieren von klaren und erreichbaren Zielen ist immens wichtig. Kennt man Zweck und Nutzen der Bemühungen, steigt meist die Motivation.

2. Motivationsquelle: Was inspiriert einen? Eventuell ist es eine bestimmte Person, ein Ziel oder eine Leistung. Dies zu wissen, hilft.

3. Kleine Schritte: Am besten mit kleinen Zielen starten, damit das Erreichen von den eher vielen kleinen Meilensteinen und nicht wenigen großen auf dem Weg zum Hauptziel ein Gefühl des Fortschritts bringt.

4. Positivität suchen: Positive soziale Unterstützung im eigenen Umfeld kann helfen, wenn es um dauerhafte Motivation geht.

5. Erfolge feiern: Fortschritte sehen und feiern, egal, wie klein sie erscheinen.

6. Adaptation: Wenn sich Umstände ändern, ist es alles andere als dramatisch, die Ziele und den Weg dahin anzupassen. Weitermachen bitte, es lohnt sich immer!

7. Inspirationsquellen: Ob Filme, Dokumentationen, Podcasts oder Bücher – die Geschichten anderer können Vorbilder sein, um die eigenen Ziele zu verfolgen und unerlässlich daran zu arbeiten.

8. Routinen: Routinierte Abläufe für Struktur und Stabilität sind hilfreich, um motiviert zu bleiben.

Es hilft, sich mit positiven und unterstützenden Menschen zu umgeben, die die eigenen Ziele teilen oder fördern.

Negative Denkmuster sollten umformuliert beziehungsweise umgewandelt werden.

Menschen fühlen sich oft motivierter, wenn sie Verantwortung für ihre eigenen Ziele und Fortschritte übernehmen.

Die Reflexion über Erfolge und Misserfolge hilft, aus Erfahrungen zu lernen, ggf. zu justieren und motiviert weiterzumachen.

Belohnungen und Anreize sollten geschaffen werden.

Kleine Erfolge sollten gefeiert und belohnt werden, um die Motivation aufrechtzuerhalten. Dies kann durch materielle Belohnungen oder durch das Erreichen kleiner Zwischenziele passieren.

Eine **herzgesunde Ernährung** ist reich an Nährstoffen, arm an gesättigten Fetten, Transfetten, Cholesterin, Natrium und Zucker. Auch wichtig: regelmäßige Bewegung, Verzicht aufs Rauchen und auf Alkohol.

- viel Obst und Gemüse
- Vollkornprodukte bevorzugen
- fettarme Proteine
- gesunde Fette
- Reduzierung von Salz und Zucker
- angemessene Portionsgrößen
- Nüsse und Samen
- regelmäßige Mahlzeiten
- Hydratation vermeiden

Zum Beispiel:
Obst: Beeren, Äpfel, Orangen, Bananen
Gemüse: Spinat, Brokkoli, Karotten, Tomaten
Vollkornprodukte: Haferflocken, Vollkornbrot, brauner Reis, Quinoa
fettarme Proteine: Huhn ohne Haut, Fisch, Bohnen, Linsen, Tofu
gesunde Fette: Olivenöl, Avocados, Nüsse, Samen

Für **eine lebergesunde Ernährung** kann man neben ausreichend Bewegung Folgendes beherzigen:

- viel Obst und Gemüse
- Vollkornprodukte bevorzugen
- magere Proteine
- gesunde Fette
- wenig Zucker und Salz
- Alkohol meiden
- Antioxidantien einbauen
- Vermeidung von verarbeiteten Lebensmitteln
- Hydratation vermeiden

Zum Beispiel:
Obst: Beeren, Zitrusfrüchte, Äpfel
Gemüse: Spinat, Brokkoli, Karotten, Rote Bete
Vollkornprodukte: Haferflocken, Vollkornbrot, Quinoa
magere Proteine: Fisch, Hühnchen ohne Haut, Bohnen, Linsen
gesunde Fette: Olivenöl, Avocados, Mandeln, Walnüsse

Eine **lebensverlängernde Ernährung** sieht wie folgt aus:

- pflanzenbasiert
- Vollkornprodukte bevorzugen
- gesunde Fette
- ungesättigte Fette
- Omega-3-Fettsäuren
- mageres Protein
- wenig Zucker und verarbeitete Lebensmittel
- antioxidantienreiche Lebensmittel
- fermentierte Lebensmittel
- angemessene Portionsgrößen
- ausreichend trinken

Zum Beispiel:
Obst: Beeren, Äpfel, Orangen, Granatäpfel
Gemüse: Blattgemüse, Brokkoli, Karotten, Tomaten
Vollkornprodukte: Haferflocken, Vollkornbrot, brauner Reis, Quinoa
mageres Protein: Fisch, Hühnchen, Tofu, Linsen
fermentierte Lebensmittel: Joghurt, Kefir, Sauerkraut, Kimchi
gesunde Fette: Olivenöl, Avocados, Mandeln, Walnüsse

Und?

Haben Sie sich hier und da wiedererkannt?
Sind Sie ins Grübeln gekommen?
Denken Sie nun neu?
Ändern Sie etwas?

Begreifen Sie sich als Ihr eigener Masterplan?

Vielleicht mit ein wenig Arbeit, aber es lohnt sich!

DANKE FÜRS LESEN!

Quellen, letzter Aufruf 28.10.2024:

Im Jahr 2022 war jeder Arbeitnehmer in Deutschland knapp **23 Tage krankgeschrieben**.

https://iwd.de/artikel/krankenstand-in-deutschland-498654/

Nach Selbstangaben aus den Jahren 2019/2020 sind in Deutschland **46,6 %** der Frauen und 60,5 % der Männer von **Übergewicht (einschließlich Adipositas)** betroffen.

https://www.rki.de/DE/Content/Gesundheitsmonitoring/Themen/Uebergewicht_Adipositas/Uebergewicht_Adipositas_node.html

Über 50 % der in der westlichen Hemisphäre lebenden Menschen weisen heute einen **erhöhten Cholesterinspiegel** auf.

https://medlexi.de/Erh%C3%B6hter_Cholesterinspiegel_(Hypercholesterin%C3%A4mie)#:~:text=%C3%9Cber%2050%20%25%20der%20in%20der%20westlichen%20Hemisph%C3%A4re,medikament%C3%B6s%20und%20durch%20Einhaltung%20einer%20Di%C3%A4t%20gesenkt%20werden.

In Deutschland ist bei circa 7,2 % der Erwachsenen im Alter von 18 bis 79 Jahren ein **Diabetes mellitus** bekannt. Etwa 90–95 % davon sind an Typ-2-Diabetes erkrankt.

https://www.bundesgesundheitsministerium.de/themen/praevention/gesundheitsgefahren/diabetes#:~:text=Medizinisch%20unterscheidet%20man%20verschiedene%20Diabetes,Typ%2D2%2DDiabetes%20erkrankt.

Die sogenannte **„21-Tage-Regel"** besagt, dass es etwa 21 Tage dauert, bis sich eine neue Gewohnheit entwickelt hat. Ursprünglich wurde diese Regel von dem plastischen Chirurgen Dr. Maxwell Maltz erwähnt, der beobachtete, dass seine Patienten etwa drei Wochen brauchten, um sich an ihr neues Aussehen zu gewöhnen.

https://www.freeletics.com/de/blog/posts/gewohnheiten-in-21-tagen-andern/

5000–6000 Schritte pro Tag können bereits positive gesundheitliche Effekte haben. Hier sind einige relevante Studien und Berichte dazu:

1. Lee et al. (2019): „Association of Step Volume and Intensity With All-Cause Mortality in Older Women" in: "JAMA Internal Medicine", *https://pubmed.ncbi.nlm.nih.gov/31141585/*

Untersucht wurden ältere Frauen. Diejenigen, die etwa 4400 Schritte pro Tag gingen, hatten eine signifikant niedrigere Sterblichkeitsrate als diejenigen, die weniger Schritte machten. Die Vorteile nahmen bis zu etwa 7500 Schritte pro Tag zu, darüber hinaus gab es keine zusätzlichen Vorteile.

2. Paluch et al. (2022): „Daily steps and all-cause mortality: a meta-analysis of 15 international cohorts" in: "The Lancet Public Health", *https://pubmed.ncbi.nlm.nih.gov/35247352/*

Diese Studie analysiert die Sterblichkeitsrisiken in verschiedenen Altersgruppen und stellt heraus, dass 6000–8000 Schritte pro Tag für Erwachsene ab 60 Jahren und 8000–10.000 Schritte pro Tag für jüngere Erwachsene mit einem signifikant niedrigeren Sterblichkeitsrisiko verbunden sind. Diese Ergebnisse unterstreichen, dass bereits moderate Mengen an körperlicher Aktivität erhebliche gesundheitliche Vorteile bieten können.

3. Saint-Maurice et al. (2020): „Steps per Day and All-Cause Mortality in Middle-aged Adults in the Coronary Artery Risk Development in Young Adults Study", in: "Jama Network Open",

https://jamanetwork.com/journals/jamanetworkopen/fullarticle/2783711

Es wurde herausgefunden, dass das Gehen von mindestens 8000 Schritten pro Tag im Vergleich zu 4000 Schritten pro Tag das Sterblichkeitsrisiko signifikant senkt. Die Studie hebt hervor, dass sogar geringere Schrittzahlen als die oft empfohlenen 10.000 Schritte pro Tag einen deutlichen gesundheitlichen Nutzen bringen können.

Achtsamkeitspraktiken, regelmäßig ausgeübt, **können die Symptome von Angstzuständen, Depressionen und anderen psychischen Erkrankungen deutlich reduzieren:**

1. Kabat-Zinn et al. (1992): Effectiveness of a Meditation-Based Stress Reduction Program in the Treatment of Anxiety Disorders
https://pubmed.ncbi.nlm.nih.gov/1609875/

Ergebnisse: Diese Studie zeigt, dass das Programm Mindfulness Based Stress Reduction (MBSR) signifikante Verbesserungen bei Patienten mit Angststörungen und Depressionen bewirkt.

2. Teasdale et al. (2000): Prevention of Relapse/Recurrence in Major Depression by Mindfulness-Based Cognitive Therapy
https://pubmed.ncbi.nlm.nih.gov/10965637/

Ergebnisse: Die Untersuchung ergab, dass die Mindfulness Based Cognitive Therapy (MBCT) die Rückfallrate bei Patienten mit rezidivierender schwerer Depression signifikant reduzierte.

3. Hofmann et al. (2010): The Effect of Mindfulness-Based Therapy on Anxiety and Depression: A Meta-Analytic Review
https://pubmed.ncbi.nlm.nih.gov/20350028/

Ergebnisse: Diese Meta-Analyse von 39 Studien stellt heraus, dass achtsamkeitsbasierte Therapien moderate Effekte auf die Reduktion von Angst- und Depressionssymptomen haben.

4. Goyal et al. (2014): Meditation Programs for Psychological Stress and Well-Being: A Systematic Review and Meta-Analysis
https://pubmed.ncbi.nlm.nih.gov/24395196/

Ergebnisse: Diese systematische Übersicht und Metaanalyse zeigt, dass Achtsamkeitsmeditationen moderate Verbesserungen bei Symptomen von Angst, Depression und Schmerz erbringen.

Die Studie, die oft zitiert wird, wenn es um die **Bildung von Gewohnheiten** und die spezifische Zahl von 66 Tagen geht, ist die von:
Phillippa Lally et al. (2009). How Are Habits Formed: Modelling Habit Formation in the Real World, in: European Journal of Social Psychology
https://psycnet.apa.org/record/2010-22273-010

Für die Studie untersuchten die Forscher über zwölf Wochen den Prozess der Gewohnheitsbildung bei 96 Teilnehmenden, von denen jeder eine Verhaltensweise wählte, die er zu einer Gewohnheit machen wollte, und diese jeden Tag durchführte, während er täglich berichtete, wie sehr automatisiert sich das Verhalten anfühlte.

Die Aussage, dass das **Festhalten und Planen von Zielen und Vorhaben die Erfolgsaussichten erheblich steigert**, wird von mehreren Studien unterstützt:

1. Locke und Latham (1990): A Theory of Goal Setting and Task Performance
https://psycnet.apa.org/record/1990-97846-000?cid=SEM_DIR0016&con=13833&pkw=morningstar25252525252525252520direct&elqCampaignId=6282&prd=cloud&cap=research25252525252525252520portal

Ergebnisse: Locke und Latham stellen fest, dass spezifische und herausfordernde Ziele in Kombination mit angemessenem Feedback zu einer höheren Leistung führen. Das Setzen von klaren Zielen erhöht die Motivation und fördert das Engagement.

2. Gollwitzer (1999): Implementation Intentions: Strong Effects of Simple Plans
https://psycnet.apa.org/record/1999-05760-004

Ergebnisse: Gollwitzer fand heraus, dass die Bildung von Implementierungsabsichten („Wenn-dann"-Pläne) die Wahrscheinlichkeit erhöht, dass Ziele erreicht werden. Solche Pläne helfen dabei, automatisierte Verhaltensweisen zu schaffen und Hindernisse zu überwinden.

3. Baumeister et al. (1998): Ego Depletion: Is the Active Self a Limited Resource?
https://psycnet.apa.org/record/1999-05760-004

Ergebnisse: Diese Studie zeigt, dass das Planen und Festhalten an Zielen Energie erfordert, aber auch die Selbstkontrolle und die Fähigkeit, Ziele zu erreichen, stärkt.

4. Sheldon et al. (2002): Personal Goals and Psychological Growth: Testing an Intervention to Enhance Goal Attainment and Personality Integration
https://pubmed.ncbi.nlm.nih.gov/9599441/

Ergebnisse: Diese Studie zeigt, dass das schriftliche Festhalten von Zielen und das Erstellen eines konkreten Plans zur Erreichung dieser Ziele zu einer höheren Zielerreichung und einem größeren psychologischen Wohlbefinden führt.

Zusammenhang zwischen sozialen Beziehungen und der Sterblichkeitsrate:

Holt-Lunstad J, Smith TB, Layton JB. Social Relationships and Mortality Risk: A Meta-Analytic Review, in: *PLoS Medicine*. 2010, 7 (7)

https://pubmed.ncbi.nlm.nih.gov/20668659

Eine der bekanntesten Studien auf diesem Gebiet ist die Metaanalyse von Julianne Holt-Lunstad und Kollegen. In ihrer Studie analysierten sie 148 Studien mit insgesamt mehr als 300.000 Teilnehmenden. Die Ergebnisse zeigen, dass Menschen mit stärkeren sozialen Bindungen eine um 50 % geringere Wahrscheinlichkeit haben, frühzeitig zu sterben, im Vergleich zu Menschen mit schwachen oder keinen sozialen Beziehungen. Diese Wirkung ist vergleichbar mit anderen bekannten Risikofaktoren, wie Rauchen und Alkoholkonsum.

Schlusswort

In diesem Buch versuche ich zu untermauern, wie wichtig es ist, gut mit sich selbst umzugehen.

Unsere täglichen Gewohnheiten formen nicht nur unsere Gesundheit, sondern auch unsere Lebensqualität.

Die Ernährung spielt dabei eine zentrale Rolle. Sie ist nicht nur Treibstoff für unseren Körper, sondern auch ein Werkzeug, um unsere Vitalität zu steigern und immer wiederkehrenden oder sogar chronischen Erkrankungen entgegenzuwirken.

Motivation ist der Schlüssel, um Veränderungen nachhaltig in den Alltag zu integrieren. Jeder Schritt, den wir in Richtung gesunde Gewohnheiten machen, ist ein Schritt zu mehr Lebensfreude und Wohlbefinden.

Ich hoffe, ich konnte Sie inspirieren.

Wenn noch nicht genug, hier noch ein geliebter Ausspruch von mir:

Wir haben nur eine Gesundheit.

Gesundheit ist individuell und nicht ersetzbar. Jeder hat nur ein Leben, und körperliche und geistige Gesundheit beeinflussen alle Lebensbereiche.

Krankheiten können gravierende Auswirkungen auf die Lebensqualität haben. Chronische Erkrankungen wie Diabetes oder Herzkrankheiten zeigen, dass einmal verlorene Gesundheit oft nur schwer zurückzugewinnen ist.

Einen Fokus auf präventive Maßnahmen zu legen, ist entscheidend. Die Investition in Gesundheit durch Ernährung, Bewegung und Achtsamkeit kann schwerwiegende gesundheitliche Probleme verhindern.

Gute Gesundheit ist die Grundlage für ein langes, aktives und glückliches Leben. Wenn wir unsere Gesundheit schätzen und schützen, fördern wir unsere Lebensqualität und unser Wohlbefinden.

Es sind oftmals die kleinen, aber konsequenten Veränderungen, die den größten Unterschied machen.

Gehen Sie diesen Weg mit Zuversicht und Entschlossenheit, und tragen Sie zu Ihrer eigenen Gesundheit (und der Ihrer Mitmenschen) bei.